MASTERING THE INNER SKILLS OF PSYCHOTHERAPY

A DELIBERATE PRACTICE MANUAL

心理体能的刻意练习手册

掌握心理治疗的内在技能

［美］托尼·罗斯莫尼尔（Tony Rousmaniere） 著

王建玉 译 / 谢 东 审校

中国轻工业出版社

图书在版编目（CIP）数据

心理体能的刻意练习手册：掌握心理治疗的内在技能／（美）托尼·罗斯莫尼尔（Tony Rousmaniere）著；王建玉译. —北京：中国轻工业出版社，2022.6（2025.3重印）

ISBN 978-7-5184-3788-7

Ⅰ. ①心… Ⅱ. ①托… ②王… Ⅲ. ①精神疗法－手册 Ⅳ. ①R749.055-62

中国版本图书馆CIP数据核字（2021）第265462号

版权声明

责任编辑：罗运轴　　　责任终审：张乃东
策划编辑：戴　婕　　　责任校对：刘志颖　　　责任监印：吴维斌

出版发行：中国轻工业出版社（北京鲁谷东街5号，邮编：100040）
印　　刷：中国电影出版社印刷厂
经　　销：各地新华书店
版　　次：2025年3月第1版第2次印刷
开　　本：787×1092　1/16　印张：11.5
字　　数：90千字
书　　号：ISBN 978-7-5184-3788-7　　定价：68.00元
读者热线：010-65181109
发行电话：010-85119832　　010-85119912
网　　址：http://www.chlip.com.cn　http://www.wqedu.com
电子信箱：1012305542@qq.com
版权所有　侵权必究
如发现图书残缺请拨打读者热线联系调换
250316Y1C102ZYW

推荐序

我们都知道体能在几乎所有体育竞技运动中的重要性，它不仅是完成各种体育竞技运动的基础，更是其他技能得以正常发挥的保证。没有体能，运动员有再好的技术和技能，都无法在体育竞技比赛中取得好成绩。

那么什么又是"心理体能"呢？在本书的原著中，心理体能的原文是"Psychological Capacity"。它是心理治疗师的一种内在能力和技能，即当心理治疗师体验到不舒服的情绪时，特别是在面对困难的来访者时，仍能与来访者保持情绪联结和同调的能力。几乎所有的心理治疗师都有过这样的体验：当面对困难的来访者，例如，当来访者对治疗师表现愤怒，或者有自杀倾向，或者当他们描述自己的创伤体验时，治疗师可能出现不适感，变得退缩、改变话题，或者变得防御，甚至与来访者争吵。治疗师的这些体验式回避已经被很多治疗模型认为是取得治疗成功的主要障碍，而这一观点也得到了大量的实证性研究的支持。心理体能正是帮助心理治疗师得以有效管理这些体验式回避的内在能力或技能。它包括治疗师在心理和情绪上保持自我觉察，也被称为自我反思能力、元情感能力、元认知能力、治疗师的正念、管理反移情的能力，或者管理体验式回避的能力。这种能力的重要性，已经在近百年中被绝大多数心理治疗模型背书，从精神分析到以人为中心的疗法，再到系统治疗，又到被称为第三浪潮的认知行为治疗，无一例外。

我们之所以将之译成"心理体能"而不是"心理能力"，主要是为了强调它在心理治疗中的重要性。就像一名运动员的体能对运动员的成绩至关重要一样，一名心理治疗师的心理体能对其心理治疗的疗效也是至关重要的。如前所述，不管运动员进行哪种体育运动，体能都是运动和比赛成绩的基础和保证。同样地，不管心理治疗师采用哪种心理治疗模型，心理体能也都是治疗效果的基础和保证。遗憾的是，虽然各个心理治疗理论和相关实证研究都明确了心理体能的重要性，但在心理治疗师的临床训练中，却一直都缺乏有效的训练方法，用来提高心理治疗师的这种内部能力或心理体能。传统心理治疗师的训练体系强调对心理治疗理论的理解和对知识的掌握，却在一定程度上忽视了对心理治疗师可操作技能的训练，而在技能训练中，又尤其缺乏对心理体能的训练。这一缺陷在中国心理治疗师的训练和职业发展中表现得尤为突出。

那么，作为治疗师，我们应该如何训练自己的心理体能，以满足心理治疗这项专业工作对我们心理上的要求呢？传统的心理治疗师培训体系没有针对心理体能的专门训练，或者仅仅是假定治疗师的心理体能会随着临床经验而不断增长。至于心理治疗师的反移情反应，也主要是通过个人体验来解决。显而易见，运动员的体能是无法仅仅通过比赛经验的积累来提高的，音乐家的演奏技能也无法仅仅通过举行演唱会来提高。因此，通过实际工作经验的积累来提高能力，这对于业余爱好者来说可能是有帮助的，但对于培养专业水平上的能力来说，这个策略是远远不够的。运动员需要专门的、单独的体能训练，音乐家也需要对某个具体的演奏技能进行重复的刻意练习。虽然心理治疗师的个人体验对提升他们生活中的心理适应能力可能是非常有效的，但就训练心理治疗专业工作所需的特殊的心理体能来说，个人体验则具有很大的局限性。

　　本书将刻意练习（Deliberate Practice，DP）的方式引入心理治疗师的心理体能训练中，从而填补心理治疗师训练中的这一空白。刻意练习，就是针对某一特定的技能，设立刚刚超过自己现有技能的递增性目标，在专家的反馈之下，通过重复练习来不断提升这种技能。这种练习方式已经成为诸如体育、音乐、医学、语言等许多专业领域中训练专家级技能的有效方式。本书作者托尼·罗斯莫尼尔（Tony Rousmaniere）博士作为一名心理治疗师，将这种方法引入心理治疗专业领域的训练中，目前的研究以及来自心理治疗师的经验都表明，这是一种行之有效的训练方法，具有很好的前景。本书为心理治疗师提高自己的心理体能提供了一个具有高度可操作性和适配性的训练计划，也非常适合于心理治疗专业的研究生培训和督导。罗斯莫尼尔博士分享了很多他作为心理治疗师成长过程中遇到的专业上的困难和挑战，以及他是如何发现并开始应用刻意练习的方式来提高自己的心理体能的。他的写作方式通俗易懂又非常具有专业性，他遇到的这些困难和挑战也几乎是每一名心理治疗师都会遇到的。因此，读者将会发现自己非常容易和本书的内容产生共鸣，并从中获益良多。

　　感谢本书的译者王建玉老师的翻译工作。我在她翻译的基础上，对译文进行了细致的修改，力求最大限度地保证原著的专业性和可读性。尽管如此，在修改后的译文上，也一定还有疏漏和需要改进的地方，欢迎读者朋友批评指正。最后，值得一提的是，本书采用"心理治疗师"的称谓，主要是和原著"psychotherapist"保持一致，而不是强调这一称谓和"心理咨询师"的区别。本书介绍的所有练习和训练方法，同样适用于心理咨询师以及任何其他从事心理健康工作的专业人员。

谢东博士

美国中阿肯色大学心理学与咨询系教授

2021 年 5 月 28 日

译者序

因为需要就在这里

翻译这本书是一件很偶然也很必然的事情，因为需要就在这里！发现了"需要"也就有了满足"需要"的行动。

在督导新手咨询师的过程中，我发现受督者们在一些专业胜任力方面可以快速成长，但在另一些情境或面对某些来访者的时候常常表现出和他们专业能力不匹配的反应。例如，满怀助人情结、非常努力投入学习的受督者在面对依赖倾向明显且咨询效果不佳的来访者时，体验到生气且产生抛弃来访者的冲动；能够敏锐体验来访者当下的情绪，并与其建立良好的咨访关系的受督者，却始终无法坚守时间设置，从而对咨询中与此相关的移情和反移情现象视而不见；等等。作为督导师，我可以理解在受督者的表现中隐藏了太多他们的个人议题，而督导师需要保持督导与个人体验之间的界限，我会建议他们和他们的体验师讨论。然而咨询的困难就在眼前，需要就在这里，我希望自己可以拥有更多的技能帮助应对这样的需要。

在和我的督导的督导师谢东教授讨论这个困境时，他推荐了托尼·罗斯莫尼尔博士的这本书《心理体能的刻意练习手册——掌握心理治疗的内在技能》。这本手册和我们平时看到的专业书籍相距甚远，它讨论的不是某个流派的理论或者技术，而是为咨询师提供一种"下功夫"提升应对具体情绪能力的方案，通过有针对性的反复练习，帮助咨询师在困难情境中保持稳定，保持与来访者的心理联结——也就是提高咨询师的"心理体能"。

心理体能（Psychological Capacity），这是一个很新的专业名词，指的是心理治疗师或咨询师的一种内在能力和技能，这种能力帮助治疗师或咨询师在体验到不舒服的情绪时，尤其是在面对困难的病人或来访者时，仍能与他们保持情绪联结和同调的能力，而不是陷入"体验式回避"的情形中，"变得退缩、改变话题，甚至与来访者争吵"，以至于咨询效果不佳、咨询停滞、来访者脱落，等等。

在初稿中，我把 Psychological Capacity 翻译成"心理能力"，谢东老师建议，将其翻译成"心理体能"更恰当。"体能"两个字表明这些技能同时也是"身体"的，经过足够充分的练习后形成肌肉记忆，成为我们的一部分。正如作者托尼·罗斯莫尼尔博士在书中描述了他本人学习攀岩、驾驶手动变速器旅行车、学习直升机驾驶中获得的感悟，这些感悟与咨询过程如此契合，也让理解"心理过程"变得更加干脆、简洁，令我兴奋又疑惑。

那么刻意练习是如何起效的呢？作为没有接受过任何运动、乐器、棋类训练的我，甚至也没经历过题海战术，很难想象，只能亲自尝试。

机缘巧合下我开始进行体育锻炼。我请了一位私教，一周两次有规律地对全身肌肉分模块进行练习。运动从 5 分钟热身开始；然后进行六组渐渐复杂的规范化运动，每组运动反复练习四遍，每一遍重复同一个动作 12 ～ 15 次不等；然后是 20 ～ 30 分钟的有氧练习；最后是在教练帮助下的肌肉拉伸。期间我常常小口补充水分，如果发现力量下降明显，会及时补充糖分。作为一名运动小白，我在一年多的过程中深切体验到了身体各处的肌肉，从发现它们的存在，到发现它们的位置、走向、力量感；再到慢慢地提升身体的协调性，体能也发生了很大的变化。这些体验也给我带来了很多心理上的感悟和满足。我会把这个过程中的体验结合在教学过程中。

比如，我曾经有一个烦恼——走路风风火火、脚步声响亮干脆。大步走路是完全没有问题的，但实在不适合走在安静的环境里。经过一年锻炼后我发现自己可以轻轻地走了，原来轻轻地走是需要腿部有充分的肌肉力量，才能稳稳地控制住自己脚步落地的分量。如果自身力量不够，那就会打破一个安静处所需要的宁静。正如一位咨询师如果对自己的内在期待、欲望、冲动的控制能力不足，那很可能也会打破一个应该沉默处的沉默，也就是缺少"节制"的能力。我们都知道在咨询中"节制"是非常重要的，帮助咨询师拥有稳定、涵容的特质，能让来访者在关系中获得空间和支持，获得反思的机会，从而获得进一步探索自己的能力。

另一件很有意思的事情是，在翻译此书之前我感觉自己对各种情绪有很好的感受力和接纳度，在咨询中常常遇见的困难情境，如悲伤、愤怒、冲突、忽视、冷漠甚至虐待等情感体验，我似乎都可以应对，可以与来访者保持联结与同调，让自己处于能够提供帮助的状态里。现在我也明白，这应该得益于在专科医院担任心理治疗师的工作经历，我面对的是精神科医生诊断、评估后转介的病人，他们已经在前期工作中形成了一定的工作基础，对心理治疗是接纳的甚至是迫切期待的，而且非常困难的病人其实并没有进入个体治疗中。我并不清楚有一种情绪对我来说是非常困难的，那就是"被拒绝"。

当翻译工作刚开始时，我询问谢东老师是否可以担任本稿审校，他说因为工作非常繁忙，确实不太有时间再安排计划外的工作。当我听到这些时，我的意识是听懂的、接受的，认为确实是这样，我们现在都非常忙碌，要增加一件计划外的工作都是需要掂量又掂量，我知道谢东老师是在负责任地给我一个反馈。但是，就在这一刻，毫无征兆地，我内在的婴儿开始失控，泪水毫无道理地倾泻而下。我完全控制不住地流着泪又带着成年人的尴尬和羞愧说，"谢老师，我知道，我明白。我这个流泪你不用管，这是我的个人议题。"在此我要真诚地感谢谢东老师，他在经过一个星期的思考后答应了审校的工作，我想这不仅仅是对这份心理专业工作的支持，也是给那个内在婴儿的温暖回应。

在生活中，我几乎不向他人提出要求，能够自给自足的就靠自己，不能靠自己获得满足的就靠自我安慰，比如得之我幸、失之我命，等等。思考良久，我把应对"被拒绝"的困境放到了生活中进行刻意练习。这样的练习与手册中的相比具有很强的随机性，非常个人化，大部分没有设计感，但可以把练习 2、练习 3、练习 4 连在一起体验，所以我就从难度最小、感觉最不会遭到拒绝的关系开始练习。从小心翼翼地跟人试探"可以在某天陪我去看某电影吗？"到"我想要这样一个礼物"等不一而足。在练习中我会关注对方的言语或非言语信息，以及此时此刻同步发生在我自己内部的各种情绪和想法、身体感觉和行为冲动，努力地让这个过程保持在可以协商的工作状态，而不是轻易选择逃避，如果对方也是专业人士，我会在结束时告诉对方自己在做这样一个练习，共同探讨彼此的体验。这些练习让我在咨询中能够更容易地捕捉到来访者的信息中表示拒绝的线索，体验此时此刻我的内在体验中正在发生的难堪、僵化、悲伤、愤怒或者自我怀疑等，然后再如练习 4 中呈现的那样，在对来访者的体验和对我本人的体验之间进行快速转换，保持与来访者的同调，保持自己的灵活性，让咨询可以有效进行下去。

当我翻译完本手册附带的六个练习视频的字幕之后，我用笨拙又直接的方式询问罗斯莫尼尔博士能否审核听录的视频英文内容，他在回复的邮件中礼貌地拒绝，说因为时间紧张无法承担。我感受到了一种略带难过的快乐和轻松，这与一年多前的体验是那么不同。

伴随着翻译的练习过程我理解到，本书是在用可执行的方式帮助我们练习"共情式倾听"和"悬浮式倾听",并且在倾听后仍然拥有有效工作的能力。衷心希望这一本与众不同的心理咨询专业书籍可以带给你不一样的体验,开启不一样的学习历程!

王建玉

2021 年 11 月 3 日

序　一

得知"功夫"这个词的直译与武术并无关系，而是"下功夫"的意思，即通过持续、艰苦的训练，掌握出类拔萃的技能，这让我非常着迷。这个词恰如其分地表达了通过我们现在所说的"刻意练习"（Ericsson，Krampe，& Tesch-Römer，1993）才能获得的结果：专家特长。但是，专家特长是一个持续的、需要不断发展的目标，而一个人获得了功夫并不表明这个人已经达到这个目标。这一点在著名大提琴家帕布罗·卡萨尔斯（Pablo Casals）的故事中得到了体现，他在80多岁时仍坚持每天练习5～6小时，因为他曾经说过："我想我还在进步。"（Lee，2016，p. 895）

正如他所说，技能的进步不是通过日复一日的简单重复来实现的。尽管治疗师们愿意相信经验越丰富，治疗越有效，但是研究发现，有着数十年经验的治疗师并不比新手治疗师有更好的治疗效果（Goldberg et al.，2016）。要想成为更有效的治疗师，就必须进行刻意练习，而刻意练习不应该和治疗师的日常工作混为一谈。这种类型的刻意练习通常需要把自己隔离开来，聚焦在环环相扣的特定技能上。这就好比篮球教练在训练中将运球、投篮等作为独立的单元，让球员练习。

目前心理治疗领域的一项考察刻意练习有效性的研究（Chow et al.，

XII >> 心理体能的刻意练习手册

2015）表明，那些有着最好疗效的治疗师刻意练习的频次，几乎是参与研究的其他治疗师的三倍。这是一个令人鼓舞的消息，因为它意味着现在已经有了一个提高治疗师疗效的途径（见 Rousmaniere，Goodyear，Miller，& Wampold，2017）。这也为心理治疗培训人员开发刻意练习技术奠定了基础。

托尼·罗斯莫尼尔是为数不多的开发这些技术的人之一。这本手册反映了他的努力和成果，也是这个领域具有开创性的第一步。正如大多数刻意练习都具备的那样，这本手册为如何练习一些具体的心理治疗师技能提供了指南。在这本手册中，这种技能是指，当治疗师面对来访者或者某些情境产生不舒服的情绪时，继续与来访者在情绪上保持同调，并继续与来访者保持互动的能力。根据不同的理论框架，这些不舒服的情绪可以被理解为治疗师的反移情或反应性。但是到目前为止，如何去处理这些不舒服的情绪感受，在心理治疗领域内，还没有一致的方法。当治疗师面临这些不舒服的情绪时，解决方法往往是通过督导师的帮助，让受督者识别当时的情形、探索原因，然后管理和控制自己的反应。但督导师使用这种方式的效果也不尽相同。在回应受督者的需要时，督导师有时会将受督治疗师的反应病理化，或者陷入给受督者提供治疗的伦理陷阱。

这本手册认为，治疗师出现这些不舒服的感受是非常正常的，而且还提供了一些解决它们的方法。与大多数刻意练习一样，想要取得成效，就需要努力工作。然而，罗斯莫尼尔用一种清晰明了和简单易行的方式阐述了这些练习步骤。当然，这个练习过程本身就具有吸引力。我曾在工作坊上尝试过几次，大家的反应都很热烈。

这也得益于本手册生动和引人入胜的书写方式。罗斯莫尼尔介绍了他学习攀岩、驾驶飞机和观光巴士的故事，这些个人化和生活化的经验很容易让人产生共鸣，也有效地阐明了他的观点。

简而言之，托尼·罗斯莫尼尔的这本手册具有创新性，而且非常重要。

心理治疗研究生项目以及实习项目中的老师和学生会很高兴，因为这本书中
提到的方法对他们是非常有用的工具，将教会他们迄今为止最好的东西。心
理治疗的顾问们也会发现本书能够有效地帮助经验丰富的治疗师。对于那些
想要独立执业的治疗师来说，这本手册也能有效地改善他们的心理体能。这
是一本令人兴奋的书籍。

罗德尼·古德伊尔（Rodney Goodyear）博士

于加利福尼亚州雷德兰兹

2018 年 9 月

序　二

在我创作我那古怪的爵士摇滚乐的时候，我有一条单一的规则，那就是问自己：作为一名听众，我最想听到哪些我未曾听过的音乐呢？

用这样的方式开始介绍一本心理治疗手册，可能听起来怪怪的。事实上，这个问题总能拯救我的艺术自我，但当我企图将其应用到我的职业自我时，我可被困了好几年。我到底想在大学里学到什么？如果可以重新回到研究生院，当我坐在我的第一个毫无戒备的来访者面前时，是什么能让我感到更加镇定自若？还是说，在我整个实习期间我都得凭借一张治疗师的扑克脸，这正常吗？

一些普通同学已经被淘汰了，而我的大部分预算也在这些年的购买书籍和学习视频、参加各种培训以及接受个人治疗中消耗殆尽了。也许，还要加上督导？当然，我对督导已经有了一些积极的体验。但是，读了这本书，我才发现，督导常常聚焦于那些令人眼花缭乱、陈述性的知识上，这只能让我感觉自己变得更聪明了一些，但通常并非如此！

有一个老套的笑话，一个精神分析师吹嘘说："精神分析的美妙之处在于，即使病人没有好转，你也知道自己做的每一件事都是对的。"别担心，分析师们，这笑话适用于所有人。每一种治疗模型和手册都可能被机械刻板地使用，而且我们已经有很好的数据揭示，对模型或手册的过于僵化地坚守，实际上会对治疗产生消极的作用（Owen & Hilsenroth，2014）。我想这就是为什么罗斯莫尼尔以他异常清晰、个人化和创造性的方式，如此专注地写了这么一本有点像"反手册"的手册，因为这本手册不会告诉你它知道什么是最正确的，相反，它是在根据你的个人发展的阈限，帮助你发展你的治疗技能。当把治疗师放到舞台中心的聚光灯下，刻意练习就最终回答了我的"单一规则"的问题。我真希望在我上大学的时候，手边就有这么一本小册子。幸运的是，现在我可以用这本书来弥补我过去失去的时间了。

我很幸运认识托尼，并将和他继续合作。我真心希望这本精彩的手册能激发心理治疗所真正需要的研究和练习。现在，如果你不介意的话，我应该回去练习了。

亚历山大·瓦兹（Alexandre Vaz）硕士

于葡萄牙里斯本

2018 年 10 月

致 谢

如果没有来自很多受训者、治疗师、督导师、教师和研究人员广泛的支持和反馈，这本手册是不可能出版的。我要衷心感谢以下人士的慷慨相助，谢谢他们审稿、帮助编辑和给予鼓励（按字母顺序排列）：Allan Abbass，Ramsey Ali，James Boswell，Nola Butler-Byrd，Jennifer Callahan，Chip Cooper，Van M. Downing，Simon Goldberg，Yu Chak Sunny Ho，Brittany Iles，Jennifer Imming，Jon Frederickson，Joanne Freeman，Martin Kivlighan，Nat Kuhn，Lupita Lance，Julie Murphy，Hannah Myung，Rayna Narvaez，Jennifer Oswald，Soeun Park，Elisabet Rosen，Carly M. Schwartzman，Cara Solness，Alexandre Vaz 和 Ed Watkins。我还要感谢基于社区的多元文化社区咨询项目中的专业临床助理咨询师顾问小组（the Community-Based Block Multicultural Community Counseling Associate Professional Clinical Counselor Consultation Group）。

关于作者

托尼·罗斯莫尼尔是华盛顿大学的临床教员；在西雅图有一家私人诊所。他管理着关于刻意练习的临床培训网站；曾撰写和编辑过三本关于临床培训的书籍，分别是《心理治疗师的刻意练习》（*Deliberate Practice for Psychotherapists*）（2016，Routledge）、《卓越的循环：利用刻意练习改进督导和培训》（*The Cycle of Excellence: Using Deliberate Practice to Improve Supervision and Training*）（2017，Wiley），以及《利用技术强化咨询培训和督导：实用手册》（*Using Technology to Enhance Counseling Training and Supervision: A Practical Handbook*）（2015，ACA Press）。2017 年，罗斯莫尼尔博士在《大西洋月刊》（*The Atlantic Monthly*）上发表了一篇文章："你的治疗师不知道什么（What Your Therapist Doesn't Know）"。

罗斯莫尼尔博士为美国、欧洲、亚洲和澳大利亚的临床医生提供工作坊、网络研讨会、高级临床培训和督导。罗斯莫尼尔博士支持开放数据运动，并将其汇总的临床数据结构以匿名处理后的形式发布在其网站上。2018 年，罗斯莫尼尔博士被美国心理治疗促进会（the Society for the Advancement of Psychotherapy，SAP，美国心理学会第 29 分会）授予早期职业奖（the Early Career Award）。

罗斯莫尼尔博士是美国心理治疗促进会、心理治疗研究会（the Society for Psychotherapy Research，SPR）和心理治疗整合探索会（the Society for Exploration of Psychotherapy Integration，SEPI）的积极成员。他曾是阿拉斯加费尔班克斯大学学生健康和咨询协会咨询副主任和培训主任。

目 录

第一部分

培训计划

在本手册的第一部分，我们将回顾有关刻意练习的原理和研究，这也是我们这本书中呈现的，针对刻意练习进行训练的基础：

- **第一章：导言**。本章探讨当前心理治疗培训的局限性，并向你介绍为什么我们要用刻意练习来掌握心理治疗的内在技能，培养心理体能。
- **第二章：一个案例**。通过这个案例向你展示刻意练习的好处。
- **第三章：心理体能**。本章带领你对心理体能的概念有更深刻的了解，并通过实例展示它是如何导致你的临床实践能力受益或受限的。
- **第四章：刻意练习的刺激物**。本章探讨如何寻找适合你的心理治疗刻意练习的刺激物及其重要性。
- **第五章：培训原则**。本章回顾了这本刻意练习手册的原则和指导方针，包括隐私和边界的重要性。
- **第六章：训练安全**。本章为你提供工具，确保你的刻意练习是安全和有益的。

请注意，本手册紧密地聚焦于临床练习。关于刻意练习更为广泛的讨论和相关研究文献，请阅读 Rousmaniere（2016）及 Rousmaniere、Goodyear、Miller 和 Wampold（2017）。

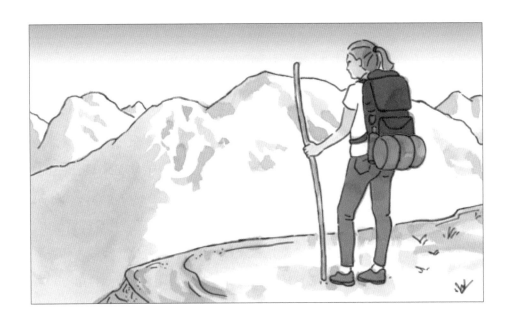

第一章

导 言

基于心理治疗领域的两个研究发现，本书提出了一种新的心理治疗师培训方法：

1. 对于心理治疗师来说，有一些非常重要的技能属于人际关系技能的范畴，它们包括同调、共情和回应（Anderson，Ogles，Patterson，Lambert，& Vermeersch，2009；Boswell & Castonguay，2007；Hatcher，2015；Norcross，2011）。在所有主流的心理治疗理论模型中，人际关系技能都是必备技能。事实上，研究表明，治疗师的人际关系技能对治疗效果的影响力超过了他们所选择或遵循的治疗模型的影响力十倍以上（Wampold & Imel，2015）。

2. 治疗师的人际关系技能受限于他们个人内部（内在）的技能或治疗师的心理体能，即当他们体验到不舒服的情绪时，仍能与来访者保持同调的能力。例如，当来访者发怒、表现出自杀倾向或描述他们的创伤时，治疗师可能会体验到不适感，变得退缩、改变话题，甚至与来访者争吵。这被称作体验式回避（experiential avoidance）。很多治疗模型，从认知行为到心理动力学治疗，都认为这种体验式回避是取得治疗成功的主要障碍（e.g., Eubanks-Carter, Muran, & Safran, 2015；Greenberg, 2010；Hayes, Follette, & Linehan, 2004；Hembree, Rauch, & Foa, 2003）。

在治疗师如何提高与治疗相关的人际关系技能领域，论述精彩的指导手册已经不胜枚举。然而，关于治疗师如何发展其个人内部（内在）技能和心理体能，相关领域的指导手册却十分稀缺。这种心理体能将帮助治疗师更有效地使用他们的人际技能，特别是在面临那些具有挑衅性的来访者，或来访者给治疗师带来人际挑战的时候。本书旨在为提高治疗师的心理表现提供训练计划，从而填补这一空白。在介绍这本书的具体训练内容之前，我们先来看看，当治疗师没有足够的心理体能使自己的治疗有效时是什么样子。也许我刚开始接受治疗师训练时的一个个案最能说明这一点。

我曾经和一位非裔美国男性来访者一起工作，当时他二十出头。（为保护来访者的隐私，书中隐去其个人信息。）来访者主诉为慢性焦虑、反复发作的抑郁情绪和愤怒爆发。他的成长非常艰难，妈妈忽视他，爸爸躯体虐待他。在学校的时候，他很早就被诊断为对立违抗障碍，并被强制接受心理治疗和药物治疗，但这两种方法对他都没有什么帮助。高中毕业后，他一直无法建立令他满意的人际关系，工作上也毫无建树。但是，他很聪明，有洞察力和动力。他想要改变自己的生活、去上大学。我喜欢他，对他的成功充满信心。

在我们的治疗中，我使用了一种有实证研究支持的疗法。我曾详细地研究过这种疗法，使用起来也已经轻车熟路。在最初的几节治疗中，我们很快就建立了相互联结的关系，探讨了他的目标、优势和症状。但是，大概在第六次治疗会谈中，他说他开始使用从一个朋友那里买到的鸦片制剂来治疗他的焦虑，这个时候，我知道我们的治疗遇到了障碍。我被这个消息震惊了，给出的反应也并不好。

在征得来访者的同意后，我和我的督导师一起复看了这节治疗的录像。这个时候，我才发现我的反应如此糟糕。录像显示，当来访者暴露他使用这个鸦片制剂时，我慌了，给他做了一个关于鸦片成瘾危害性的小型讲座。来访者回应说："但你鼓励我去和精神科医生讨论，医生也可能给我开这类药。这有什么不同吗？"

我反驳道："你希望在你现在的困难上，再加上一个药物成瘾吗？"

来访者瞪了我一会儿，提高嗓门说："这是同样的药品，难道非要医生说行才行？"

我回答说："我知道你之前有过糟糕的药物治疗经验，但是那是很久以前了，而且你的朋友没有接受过医学培训。你是打算再也不信任精神科医生了吗？"

来访者看着我，身体绷紧了，眼睛眯了起来。他的声音更高了："我为什么要信任精神科医生？"

我深深地吸了一口气，把目光移开，然后说："好，我看到你在生气，让我们先谈些别的。上周我们讨论的家庭作业你做了吗？"我的来访者愁眉苦脸，一言不发。

我的督导师按了暂停键，问我："你能听到你声音里的防御吗？"[1]我畏缩着点了点头。"发生了什么？"他问道。

过了一会儿我回应说："我想我为他感到害怕了。"

我的督导师说："听起来你经受了一波不舒服和复杂的情绪。我们把它们列出来如何？当然，你不需要暴露过于个人化的内容。[2]不过探索你的反应可能会帮助你理解为什么你会如此防御。"

虽然我很担心，但我明白了他的意思，点头表示同意。他拿起纸笔开始列单子。"首先，你为他的健康感到害怕？"

"是的，"我说，"我也担心他会越来越愤怒，然后突然爆发。"

我的督导师写下"害怕"，接着问道："还有别的反应吗？"

我转向别处看了一会儿，回答说："是的，我感觉到沮丧，因为我们在

---

[1] 这个案例很好地说明了视频对临床培训的独特价值。我的治疗过程记录笔记或者转录稿都不会透露出我声音中的防御语气，而这是导致我和来访者关系破裂的关键因素。

[2] 我的督导师可能知道，研究表明，超过80%的受督者在督导过程中隐瞒了重要信息，其中最常见的是"对督导的负面看法"（Ladany, Hill, Corbett, & Nutt, 1996; Mehr, Ladany, & Caskie, 2010）。

前几次治疗中取得了很好的进展，现在可能因为他使用这个药物而泡汤了。"

督导师又写下"沮丧"。然后他很认真地看着我，"我注意到当你发现自己沮丧的时候，眼睛往下看了，"他说，"是不是也体验到一些内疚呢？"

我沉重地叹了口气，回应说："是的，我被他的愤怒吓到了，对此我感到内疚。他从小就被贴上了'愤怒的黑人'的标签，现在，我——他的白人治疗师——在用同样的方式对待他。"

督导师写下"内疚"。他可能听到我音调软了下来，问道，"所以，你也关心着他？"

"是的。"我说。

"积极的情感可能是最脆弱的。"他说，并写下"关心"。

我很沮丧。这个疗法我学得很好，可是现在知道自己并不能有效地使用它。我说："我确实不了解为什么我会有那样的反应。"

我的督导师说："你在头脑中对这个治疗模型有很好的理解，但是当你对来访者有着强烈反应的时候，就忘记了。这是正常的现象，我们都经历过。"

我不喜欢他说的话，但也知道确实如此。我点头表示同意。督导师继续说："比忘记了治疗模型更糟糕的事情是，你失去了与来访者的同调和共情。这也并不奇怪，研究表明，做到共情需要你具有忍受心理不适的内在技能和能力。"[1]

督导师露出了一个乐于助人的微笑，把记录递给我，上面罗列着我难以容忍的感受。"他的生活给了他很多愤怒的理由，现在你又加了一个。在这种愤怒之下，他可能会有更脆弱的情感。除非你可以培养这个内在的技能和心理体能，也就是说，当你在治疗中产生强烈的情绪反应时，你仍然可以保

---

[1] 详见：Hatcher（2015）和 Elliott, Bohart, Watson, & Greenberg（2011）。

持自我反思的能力，否则你就不能帮他弄明白他的问题到底出在哪里。你不需要同意他说的每一句话，但需要跟他保持同调而不是防御。尤其在你们之间出现关系裂痕或者当你感到不舒服的时候。你想知道你该怎么做，才可以帮到这个年轻人吗？"

我犹豫了。我不想承认，但想要摆脱和这位来访者工作的念头确实在我脑海里一闪而过。我可以跟他之前的很多治疗师一样，给他贴上愤怒或者没有动机的标签，也可以把他转介给别的治疗师，或者甚至暗示他不适合心理治疗。

但是，我知道他不是唯一让我体验到防御或想要争辩的来访者。难道我要在此后的职业生涯里，把每一位让我感到不舒服的来访者都转介出去吗？[1] 我粗略估计了一下，我至少与一半的来访者之间存在这个问题。[2] 例如，有一位焦虑的女性来访者经常告诉我她存在自杀想法，但拒绝告诉我她是否有自杀计划。一位老年男性来访者好像因为儿子的自杀沉浸在无尽的抑郁里。一位小时候被性虐待的女性来访者，长期关系不良，最近告诉我说她被我吸引。我想帮助他们，但我不知道如何忍受他们给我带来的这些不舒服的感受。

我深深吸了一口气，对我的督导师说："好的，我要怎么学？"

他说："好消息是，你仍然有可能提高你的这样一种能力，即你在治疗中感到不适的同时，仍然能够保持与来访者同调并进行自我反思。我可以给你推荐几本与此相关的书籍。但是，更重要的是，你必须花费很多很多的时间，和这些来访者工作，去体验他们给你带来的困难和挑战。"

我笑着看他，一边点头一边想："你疯了吗？"想象自己要回到咨询中，面对这位来访者，这让我感到不寒而栗。让我担心的不是这位来访者——我

---

[1] 请注意，将那些让你感到不舒服的来访者转介给别人，有时候是恰当的。

[2] 回想起来，这也可能是我的一半来访者没有什么疗效的原因之一（Rousmaniere，2016）。

很喜欢他——而是我和他坐在一起，经历一小时又一小时没有效果的治疗，这太可怕了。而且，按照这个计划，我的大部分临床技能将只能从与来访者面对面的治疗中慢慢积累起来，这就跟让飞行员带着真正的乘客学习飞行或是一名运动员还没有完成体能训练就参加奥运会一样荒谬。

我问督导师："有没有什么方法可以加速练习进程？"

他笑着回答说："有的，去做你的个人体验。"

我脑海立刻浮现一个念头："废话。"我的督导师不知道的是，我已经接受了几年的个人体验了。

一个思想实验

回想一下你年轻时参加过的一项竞技运动。或者，如果你不玩体育，就想一想你学过什么乐器，或者其他什么需要通过认真训练才能获得的技能，比如舞蹈、象棋、武术或表演。现在，想象一下你对教练说："我真的很爱这项运动 / 乐器 / 活动。事实上，我希望长大后能有不俗的专业表现。但是，我只是没有时间练习。除了练习，有没有什么方式可以帮助我获得这项专业技能，比如阅读一些这方面的书籍，写一些文章，然后我就可以参加很多比赛，举行很多表演？"如果你这么说了，你的教练或老师会如何反应呢？

对于大多数领域的专业培训来说，依赖于大脑加工的认知学习可能仅仅是一小部分。在这些领域中，受训者需要培养自己在更高难度下的表现能力。要取得这些优秀的专业表现，受训者需要通过长时间的刻意练习，来增强他们身体和心理上的强度和耐力。

那么，心理治疗师呢？尽管心理治疗不需要身体耐力，但同其他专业领域相比，我们需要同样，甚至更多的心理的和情感方面的能力。*每天，我们需要花好几小时，一直坐着，面对我们的来访者。他们有着严重的情绪困扰，急需我们的帮助，有时候他们正面临自伤／自杀的风险。我们必须与他们复杂的内部世界保持紧密的联结，而他们也在仔细观察着我们是否能和他们保持情绪情感联结和步调一致。如果我们具备这种心理上的体能，那么即使我们有不舒服的反应，我们还是能帮助他们。不幸的是，如图1所示，我做不到。

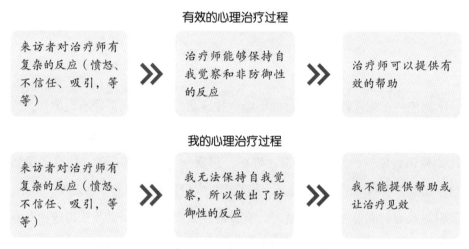

图1　有效的心理治疗过程和我的心理治疗过程

治疗师在心理和情绪上保持自我觉察，这种能力的重要性，已经在近百年中，几乎被每一种心理治疗模式所背书，从精神分析到以人为中心的疗法，再到系统治疗，再到被称为第三浪潮的认知行为治疗，概莫能外。这些内在技能被称为自我反思能力、元情感能力、元认知能力、治疗师的正念、

---

* 这就是我们将这种心理或情绪能力翻译成"心理体能"的原因，即我们不需要身体体能，但是我们需要这个心理体能，才能成为一个优秀的专家级的治疗师，就像运动员，不管是什么运动，他们需要先有一个非常棒的身体体能一样。——译者注

管理反移情的能力以及管理体验式回避的能力（例如，Eubanks-Carter et al.，2015；Frankl，1988；Freud，1910/1958；Greenberg，2010；Hayes et al.，2004；Hembree et al.，2003；Perls，1973；Rogers，1961；Yalom，1980；综述参见 Rousmaniere，2016，第八章）。但是，这类研究大都聚焦在如何帮助来访者提高心理能力，很少涉及治疗师如何提高他们自己在这些方面的能力。

那么，作为治疗师，我们应该如何培养自己的心理体能，以满足心理治疗这项工作对我们心理上的要求呢？在我们心理治疗的领域中，存在着两种策略用来完成这一艰巨的任务。首先，我们被期待通过很多小时的临床工作来培养这个能力，这就好像让运动员通过参加很多比赛来锻炼体能，或者让音乐家通过很多表演来锻炼他们的耳力一样。通过实际工作来提高能力，这对于业余爱好者来说是有帮助的，而且可能也已经足够了，但对于培养专业水平上的能力来说，这个策略是远远不够的。

当通过实际临床工作仍不足以提高他们的能力时，治疗师就会被告知去接受他们自己的心理治疗。我要澄清一下，我是治疗师个人体验的粉丝。我自己接受过大量的心理治疗，而且在将来还会接受更多的心理治疗。个人体验对于提高我们生活中的心理能力是非常有效的。然而，个人体验对于培养专业工作所需的特殊的心理体能来说，则具有很大的局限性（关于这个主题的综述，见第十五章）。

更好的方法

心理治疗师可以通过更好的方式获得心理体能吗？为了探索这个问题，让我们先看看其他的专业领域。大多数专业都建立了自己领域内特别的练习，用来帮助受训者获得专业素质和技能。例如，专业攀岩运动员在练习时总带着沉重的背包，这样他们在真正的比赛中就会更轻松。飞行员在训练时会花数小时故意让飞机发动机熄火，以便练习重启发动机飞行。音乐家坚持不懈地排练那些具有挑战性的作品，这样在实际演出的时候，就可以毫不费力地完成对作品的演奏。如果这些领域都找到了可靠的练习方法，用来培养专业能力，那么心理治疗领域里也一定能找到这样的方式，用来培养治疗师的专业能力。

然而，心理治疗有其独特的方面，甚至比其他专业领域更加困难。心理治疗师需要介入更深层面的心理和情绪困扰；我们的工作是一种即兴的、与来访者之间的人际互动，将严谨的科学和直观的艺术融为一体。而且，我们必须学会调整自己，来适应每一位来访者，与他们保持同调，而他们的目标、挑战和优势却又千差万别。因此，我们可以笃定地说，我们需要发展我们自己的，用来培养独特的心理治疗专业能力的练习。

我希望在研究生院可以学到的

我很幸运地参加了一个优秀的研究生培训项目，遇到了训练有素的热心教授。我学到了心理学的主要理论，很多实证研究支持的治疗模式，以及用来规范专业实践的法律法规。我也与真实的来访者一起工作，积累了很多小时的面对面的临床实践经验。但是，我现在发现，这种训练模式已经成为我们这个领域的标准训练模式，几乎所有主流的心理健康专业协会都要求采用这种训练模式。但这种训练模式有一个主要的盲点：缺少针对心理治疗师内在技能和心理体能这些专业素质方面的练习。

当我第一次发现自己在心理体能上的极限时，我怀疑问题是不是出在自己身上。当我的督导师建议我通过个人体验去修复这些问题时，我不幸地将他的建议解释为去处理我自己的某种疾病或者病态。但是，打那以后，我发现我并没什么问题。一位受训运动员在一场艰难的比赛中上气不接下气是有病吗？一位音乐家听不出两个音符之间的非常细微的差别是有病吗？当然不是！问题不在我身上，而是在我们传统的临床训练方法上。

如果我可以回到初学心理治疗的时候，我会给自己总结出四点经验教训：

1. 对于心理治疗师来说，治疗工作在心理上是很困难的。为了成为一名对广大来访者有帮助和有效的治疗师，他们必须发展自己的内在技能，拥有较高水准的心理体能，这类似于运动员必须提高他们的身体素质。

2. 这种心理体能必须通过体验式学习才能获得。学术性的学习，如授课、讲座、阅读书籍等可以帮助受训者理解心理治疗这个过程，但是不能帮助受训者提高他们的心理体能。

3. 传统模式中对这种能力的培养需要通过（a）治疗师很多小时的临床治疗经验；（b）治疗师去做个人体验。但是，这些方法的效果有限，可能导致治疗师长期不适，并且无法为来访者提供足够有效的服务。[1]

4. 好消息是，体验式的刻意练习可以帮助你扩展你的心理体能。这些练习可以提高你工作的质量，改善你为来访者提供的治疗，也能使你对心理治疗这个工作感到更加满意和愉悦。

---

[1] 在治疗师的培训中，以治疗师的身份获得实际的治疗经验，显然是非常关键的一个部分。同样，以来访者的身份进行个人体验对你成为一名治疗师也是很有价值的（例如，Geller，Norcross，& Orlinsky，2005）。我的观点是，无论是新手治疗师，还是有经验的治疗师，都应该有一系列额外的方式来帮助提升和强化自己的心理体能。详见第十五章。

本手册简介

本手册旨在给你提供三个重要的工具：

1. 一个具有高度可操作性的训练计划，用于有效地培养你的内在技能和心理体能，帮助你成为更高效的治疗师，让你工作得更愉快。

2. 一个具有高度适配性的训练计划，适用于各种治疗模型、来访者人群、不同发展阶段的治疗师（从新手到资深治疗师都适用）。

3. 一个适合研究生培训和督导的训练计划，但又可以保护受训者的个人隐私，保持督导中的重要边界。

手册共有五个部分：

- 第一部分介绍了训练计划、训练原则、训练安全指南。

- 第二部分提供了前三个刻意练习的训练。这些练习既适合新手治疗师，也适合资深治疗师。

- 第三部分提供了三个进阶型刻意练习的训练。它们也适合所有的治疗师，但需要先完成第二部分的练习。

- 第四部分深入探讨训练策略，强化刻意练习。

- 第五部分提供与刻意练习相关的资源。

手册适用人群

本手册介绍的练习将有助于各种经验水平的心理治疗师。它们可以给正在受训中的治疗师赋予力量，提高他们的信心；帮助刚刚从业的治疗师完成向独立执业转换这个具有挑战的过程；也能够帮助具有几十年经验的治疗师从现在开始培养他们没能在研究生院受训时获得的内在技能和心理体能。[1]

总而言之，这本训练手册是为所有致力于提高治疗有效性的治疗师所准备的。如果你敢于承认自己在临床有效性上的不足，并且渴望探索新的方法来培养你的内在技能和心理体能，那么这本手册就是为你而准备的。

让我们开始吧。

---

[1] 许多经验丰富的治疗师都注意到，他们应对具有挑战性案例的能力并没有随着多年经验的自动积累而提高。事实上，治疗师经常学会了如何绕过他们在心理体能上的不足。这最终形成了我所说的"无形的临床阻碍"，限制了治疗师技能的发展。也许这可以解释数十年以来的研究显示的一个现象，即治疗师的疗效并不会因为治疗经验的累积而提高（详见Rousmaniere et al.，2017，第一章至第四章）。

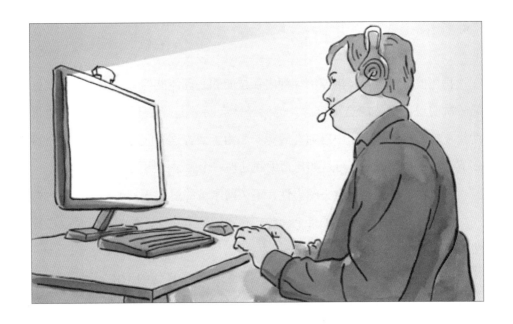

第二章

一个案例

我在世界各地开展培养治疗师内在技能和心理体能的工作坊。很多学员第一次听说心理体能这个概念，他们经常会问："这个心理体能怎么才能帮助我在与来访者的工作中更加有效呢？"为了回答这个问题，先给大家介绍一下，数年前，刻意练习是如何帮助我处理一个棘手的案例的。

来访者是一位二十出头的男性，不久前刚被辞退，丧失了再找工作的勇气。他患有抑郁症，出现了自杀念头。在我们的工作中，他的目标是改善情绪、提升精力，以便找到新工作。

在治疗的最初几次会谈中，来访者和我建立了良好的工作同盟。然而，尽管我尽了最大努力，他还是没有进步。接下来的几个星期里，他的情绪持续恶化，越来越与世隔绝。我使用的效果监测软件显示，他有病情恶化和可能自杀的高度风险。在来访者同意的情况下，我录制了一段我们会谈的录像，发给了我的督导师。

我们一起回顾了这段录像，督导师发现来访者在治疗中看上去出现了解离的症状。他说："看到没，在你问他问题后，他是不是有些目光呆滞、反应迟钝？注意到他只是点头，并没有真正跟随你的问题了吗？这可能是一个征兆，他正经历如此之多的焦虑，以至于进入了解离状态。他可能只是出于礼貌回应着你的问题，但并没有完全理解你在问他什么，也没有办法从治疗中获益。"

我认真地看着录像，我能看到督导师指出的问题。来访者的眼睛是不聚焦的，语速也很缓慢。尽管他可以保持我们之间的谈话，但他的回应看起来有些表面化或者顺从，好像他只是跟我在一起，而没有真正地在表达自己。

我很惊讶，在和来访者的工作中居然没有发现这么明显的解离信号。早在几年前，我就学习过解离症状的表现，并且成功地帮助好多来访者应对他们的解离症状。为何我没有办法帮助这一位来访者呢？

我说："这太奇怪了，我没有在治疗中发现来访者的这些症状。当你现在指出来的时候，真是太明显了。"

督导师回应说："我在想你是不是可能出现了一种无意识的内在反应，阻碍你觉察到来访者的这些表现？"[1]

我："我怎么才能知道我是不是有这样的反应呢？"

他："它们常常伴随着想法、情绪、身体上的感受或者行为上的冲动。你可以看看自己是不是有这些信号。"

"要怎么做？"我问。

"我演示给你看。"他说。

刻意练习，第一步：在真实情境中观察体验式回避

我的督导师说："再打开录像。把音量关小一些，让你可以听到他的声音，但不要沉浸到谈话内容中去。"

我照做了。看着录像，却不关注谈话内容，这感觉有些奇怪。

他继续说："现在，尝试去注意当你观看录像时产生的任何想法、感受、身体上的反应或者行为上想做什么的冲动。"

我尝试了几秒，发现边看录像边留意自己的内在体验非常困难。我说："我的注意力一直想要跟着来访者说的话走。"

"这很正常，"督导师回答，"接着尝试就好了。"

我一边看录像一边试着调整注意力，关注我的内在体验。不一会儿，我注意到我紧握着拳头。我告诉了督导师我的这个反应。

---

[1] 在认知行为治疗中，这被称为内隐认知、图式或体验式回避。在心理动力疗法中，则被称为反移情。

"很好，"他说，"还有什么别的反应吗？"

"我的胸部感觉到紧张。"我说。

"还有吗？"他问。

"我屏住了呼吸。"

"还有吗？"

当我把注意力转向我的内在世界，我才留意到我有很多未曾发现的不舒服的反应。"我的腿很紧张，嘴巴里很干，手心出汗。耳朵里还有轻微的颤音。"

他说："太好了，你可以看到你内在发生的这些反应。继续放录像，你也继续留意你出现的任何反应。你留意到什么想法了吗？不需要详细告诉我，但你可以看到它们，这很重要。"

我注意到我对自己作为心理治疗师的身份充满了疑虑。如果我有这么些无意识的反应，怎么可能让治疗有效呢？是我有什么问题吗？我是不是应该放弃这个专业？我感到羞愧，也不想把这些细枝末节的想法都说给督导师听。相反，我简单地说："我有些关于自己的消极念头。"

我的督导师可能知道我有些羞愧。他用慈祥的目光看着我，将我的经验正常化，说："你能够留意到这些念头真是太棒了。自我怀疑、羞愧或其他关于自己的消极念头都是触及你的心理体能极限时产生的正常反应。这些念头的出现，正如运动员经历了艰苦训练后会出汗或上气不接下气一样。它只是这个过程的一部分。"

他继续说："你还注意到有什么行为冲动吗？同样的，你不需要告诉我细节。只是试着在你的内在世界注意到它们。"

我注意到我有一种不再想听从督导师指导的冲动。我瞟了一眼墙角的钟，希望督导快点结束。我很惊讶地发现，和我的督导师在一起，让我感到有些受挫。这让我感到尴尬，因为我个人很喜欢他，也相信他的建议。我不想把这些都告诉他，这会让我感到不舒服，所以我只是点了点头。

督导师按了暂停键，"恭喜，"他说，"你可以即刻地观察到你自己的体验式回避，这可不是一件轻而易举的事！然而，对于有效的心理治疗师来说，这是一项非常重要的内在技能。"

我做了几个深呼吸。这个经验让我很震惊，还有一些疑惑。"这怎么才能帮助到我的来访者呢？"我问道。

他说："当你的来访者激起了你的不舒服和体验式回避后，你的共情能力、与他保持同调一致的能力就被限制住了。为了解决这个问题，我们需要提高你即刻就发现你自己的体验式回避的能力。这样能让你调节你的情绪状态，从而使你对你的来访者更具共情，更能够和他保持同调，对他更有帮助。"

他继续说："对于解离症状，你知道怎么评估，也知道怎么干预。关于这个，你都可以写篇论文了。你也可以熟练地帮助很多其他来访者，甚至可以给心理治疗的初学者上课。但是，我们发现，你是否能熟练地使用这项技能，取决于你的心理状态。当你出现强烈的体验式回避，就像和这位来访者工作的时候，你就失去了帮助别人的能力。我们称之为'心理体能的阈值'。"

"那么我该怎么提高我的阈值呢？"我问。

他回答："通过一些刺激物，促使你产生体验式回避，在这种状态下，反复练习你的临床治疗技能，这样就能够提高你的心理体能。这就是基于体验状态的学习。例如，这个录像就能提供很好的练习机会。让我来告诉你怎么做。"

刻意练习，第二步：使来访者参与到治疗过程中

我的督导师说："你需要练习使用焦虑调节技术，这样，你才能在留意

到你的回避反应的同时，仍然能够帮助来访者参与到治疗过程中。你还记得上周我们复习过的躯体焦虑调节技术吗？"

我问："是那个我问来访者注意到他身体的哪个部位感觉到紧张的技术吗？"

"是的，我们就用那个技术，"他说，"再打开录像，调小音量。现在，看着录像的时候，花些时间去关注你的内在反应。感受到任何回避反应的时候就举个手。"

看了一会儿录像，我注意到我的胸口紧绷、呼吸紧张。我举起了手。

"好的，"他说，"现在使用上周我们讨论的第一个技术。"

"就对着录像说吗？"我问。

"是的，"他说，"就对着录像里的来访者说。"

看着录像，我开口说道："现在，你有发觉身体某处紧张不安吗？"我觉得对着录像说话怪怪的。

"很好，"我的督导师说，"现在，再看 20 秒的录像，同时注意你的内在反应。"

他用表计时，数了 20 秒后说："现在再次使用焦虑调节技术。"

"同一个？"我问。

"是的，"他说，"如果你愿意，也可以用不同的话来说。"

我看着录像，说："现在，你有发现什么部位紧张吗，在你的身体当中？"

"好的，"我的督导师说，"再来一遍：20 秒的自我观察，接着帮着来访者参与到治疗过程。"

我看了 20 秒录像，看的时候留心着我的内在反应，然后说："你注意到你身体有哪一部分感到焦虑吗，现在？"

"很好，"他说，"再来。"

我重复做了。

"再来。"他说。

随着我的重复，我发现自己对督导师有一种很冲突的感受：我对他感到沮丧的同时，也为他给予我的帮助心存感激。

"再来。"他说。

我重复这个过程，慢慢地感到疲倦。

"好了，停一下，"他说，"当你重复练习的时候注意到了什么？"

"越来越简单了。"我说。

"太棒了！"他说，"你正在培养这样一种心理体能，使你在产生体验式回避时仍能与来访者进行互动。"

我问："为什么这位来访者让我产生了这么强烈的反应？"

他回答说："我们还不知道。我会给你一些刻意练习作为家庭作业，也许你自己会找出原因。"

刻意练习的家庭作业

我的督导师说，"在本次和下次督导间隙，按照我们刚才做的那样，完成一小时的刻意练习。你自己独立完成这个练习，很可能比跟我一起完成要难得多，所以要更耐心，对自己有更多的安慰。要记得，作业的目的仅仅是关注你的反应，同时与录像中的来访者互动。不要尝试改变或者'修复'任何你的反应。"

接下来的一周里，我从三节咨询中分别选取了20分钟，用来完成刻意练习的家庭作业。一个人做这个作业确实比和督导师一起做难多了。我不得不遏制自己想要回避这种练习的冲动。我本来计划在上午做练习，但拖延到了下午。下午到了，当我坐下来准备练习时，又觉得太累了，于是决定到第二天上午再做。可到了第二天上午，我又忍不住想再推迟一次。但是，我努力唤醒了我的意志力，最终完成了这个练习。

打开录像时，我发现自己全身紧张，脑子懵懵的。我一直记不清时间，所以在手机上设置 20 秒来计时。我还发现很难对着录像大声说出焦虑调节的词语。我感到尴尬，有强烈的羞耻感和自我怀疑。练习了大约 20 分钟后我停了下来，感到气馁，一个人做这个练习比和督导师一起练习难太多了。

两天后，我做了第二次练习。和第一次练习一样，这需要相当的意志力。但是，这一次，我的脑子没那么懵了，也发现了更多独特的内在体验，包括口干、手心出汗和耳鸣。当我大声说出焦虑调节的词语时，也感到清晰了很多。我的羞耻感和自我怀疑也没有那么明显了。我练了大约 20 分钟，感觉更乐观了。

三天后，我再一次做了这个练习。这次的感觉非常不一样。当我看着录像时，我发现强烈的紧张就像波浪一样，从我的胃里冲向胸口，再冲向喉咙。当我说出焦虑调节的词语时，我觉得自己几乎要窒息了。这个波浪式的紧张感随着练习在增强。我惊讶地发现我的眼睛在流泪。我感到的羞耻感和自我怀疑在急剧上升，有一种想要停下练习的强烈冲动。但是，我集中我的意志力，坚持练习。我看着录像，意识到，原来是我的来访者让我想起了我在还是一个十几岁的男孩的时候体验到的焦虑和解离状态。我想起了那些日子感受过的伤痛、离群索居和充满困惑的生活。当我对着录像说出焦虑调节的话时，我看到了我是在对着十几岁的自己说这些话。随着一种羞耻感慢慢融入我对自己的同情，我开始为年轻时的自己感到悲伤，开始哭泣。我克制着想要停下录像的冲动，继续练习。在这次练习的后 10 分钟里，我一直在哭泣。

刻意练习是怎么起作用的

由这个练习带来的体验在好几个方面都帮助到我。第一，我作为治疗师的效能极大地提高了。当我再次坐在录像中那位抑郁的年轻来访者面前时，我不再感到那么紧张，也不再有那种懵住的感觉了。我能够更好地帮助他应对他的解离症状，使用焦虑调节技术缓解他的焦虑。过了一段时间，他的情绪状态改善了，也更能融入社会。与此同时，我和其他来访者工作的有效性也提高了。

第二，我作为一名治疗师的士气和信心也提升了。我在工作中体验到更少的羞耻感和自我怀疑。我对于解决我遇到的其他临床困境感到乐观，也更热衷于投入练习。

第三，练习效果影响了我的个人生活。我变得更加开放，和朋友家人有了更多的接触。我觉得我的一些旧伤得到了治愈。

刻意练习对我个人生活的影响令人惊讶。在这之前，我已经做了好几年的个人体验，和我的治疗师一起，对我的青少年时代的经历做了很多讨论。我以为我已经处理完这些旧伤了。但是，对这位来访者的共情，唤起了对我过去伤痛的记忆，这在我自己的个人体验中是未曾体验到的。利用这些录像进行的练习帮助我对这些记忆中的伤痛有了新的理解。无论是我自己使用这种练习的经验，还是来自我的受训者的类似经验，都让我看到，利用治疗录像进行刻意练习，是帮助治疗师个人成长的一个宝贵工具。（关于治疗师的个人体验与刻意练习异同的讨论，详见第十五章。）

总之，刻意练习帮助我培养了我自己的内在技能和心理体能，让我和这位来访者以及其他来访者工作时更加有效。在下一章中，我们将深入了解心理体能这个主题：心理体能是什么，它是怎么与我们的临床效果联系在一起的，以及我们该如何培养这种能力。

本章所描述的刻意练习的教学视频可以扫描本书勒口处的二维码观看。

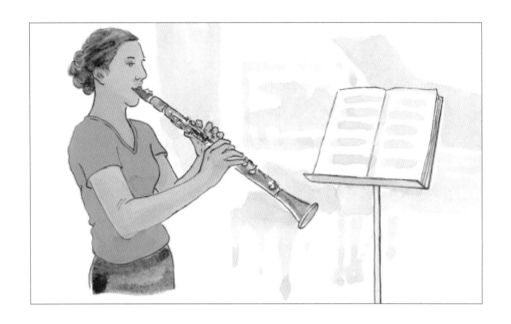

第三章

心理体能

让我们回顾一下我们正在讨论的问题：

1. 作为一名心理治疗师，我们常常会感受到内在不适感。这种感觉常出现在当来访者变得愤怒、出现自杀倾向或无视和淡化自己的问题的时候。

2. 不适感出现的时候，我们会产生回避反应。当这种不适感的指数达到一定水平，我们的回避反应就足以让我们对来访者的工作变得无效。这被称为"心理体能阈值"。

3. 我们可以通过模拟治疗情境，对我们的内部行为进行刻意练习，来解决这个问题。这个培训的目的是逐步地（并且带着自我关爱的态度）提高我们的内在技能和心理体能，从而使我们和来访者的工作更加有效。

在开始讨论心理体能这个概念之前，我们需要承认我们是在一头扎进一个可能会让我们感到尴尬和脆弱的领域。如果你犹豫不决，这很正常！我在世界各地介绍这种培训，但我从来没有看到过哪位新手或者有经验的治疗师会因发现自己的心理体能阈值而感到兴奋。事实上，我也一样。在我人生的前四十年里，我极尽所能地不去承认我自己的心理体能阈值，哪怕在私下里也是这样。

为什么这个话题会如此尴尬和敏感呢？对我来说，有很多原因。我的原生家庭和种族背景并不鼓励分享痛苦的感受。总体来说，美国文化提倡坚强和有力的男性形象，表现出一种可以完全控制自己的情绪、很少有脆弱的情感的假象。[1]那些在情感上表现出脆弱（比如哭泣）的男孩和男青年会被贴

---

[1] 我说"控制的假象"是因为情绪发生的脑区是不受意识控制的。

上软弱或者有心理缺陷的标签，经常被欺负。我知道我可能会情绪崩溃，但我把这个秘密藏在了羞愧之下。然而，在我作为治疗师的工作中，我发现每一个人都有心理阈值，即便是那些最坚强的人。几年前，我的一个婚姻治疗的案例就是个很好的例子。

这对夫妻由他们的朋友介绍而来，这位朋友正在我这里接受个人治疗。夫妻俩都是三十四五岁的年纪，有两个年幼的孩子。丈夫是一名特种兵退伍军人，曾在多次海外部署中服役。他最近退伍了，发现难以融入市民生活。妻子从事兼职工作，大部分时间在抚养孩子。当夫妻俩走进我的办公室开始首访时，我立刻被丈夫惊呆了。他身材高大，至少比我高 15 厘米，肌肉发达。很明显是妻子硬拖着他来接受治疗的。他告诉我，他不认为他们需要治疗，也不认为谈论他们的感受可以帮助到他们。

作为标准首次访谈的一部分，我问了他们各自是否存在焦虑症状。妻子立刻回应说："是的。"

然而，丈夫困惑地看了我一眼，笑了起来。"没有。"他回答说，就像一头大象在考虑蚂蚁的威胁。

特种部队士兵处于标准硬汉军队文化之巅，要经历密集的抵抗审讯的训练，以便在被俘后也能保持自我控制。我的来访者实际上接受了严格的训练，即使被严刑拷打也不会流露情绪。我很担心这对于我们的治疗来说不是一个好兆头，因为我试图采用的夫妻治疗模式聚焦于帮助他们表达自己脆弱的情绪感受。

随着首次访谈的推进，我的担心越来越强烈。当妻子非常坦白地表达对夫妻关系感到悲伤和恐惧时，做丈夫的却纹丝不动。他对我问题的回答坚硬如铁，简明扼要，而这显然惹恼了他的妻子，在整节治疗中，她变得越来越痛苦。在这次治疗会谈接近尾声时，我已经开始考虑我是否应该把他们转介给使用其他夫妻治疗模式的治疗师。

因为不确定该怎么做，我决定将我的担心对他们坦诚相告。我对他们说："这节治疗快要结束了，我想了解一下你们有什么反馈。尤其是，我想了解你们是否认为这节治疗对你们是有帮助的。"

妻子瞥了丈夫一眼，他在整节治疗中都保持着僵硬的状态。然后她哭了起来。尽管我的注意力在妻子身上，但我从眼角发现丈夫开始发抖。他转过身对她说："没那么糟。"

我问妻子："现在你有什么感觉？"

她哭得更大声，说："我就是看不透他，不能明白他是怎么想的。"

丈夫深深叹了一口气。他扭动着双手，两只脚也在颤抖。他问道："你想让我说什么？"

她泪流满面，回答说："我只想让我们再次能心心相印。我想你！为什么你对我不能敞开心扉？"

丈夫转过头，离她远了一点，双手握成拳头。他沉默着，紧闭双唇。

妻子双手抱着头开始抽泣。丈夫眯起眼睛，好像正在忍住泪水。他突然站起来问："我们结束了吗？"

我简直难以相信：这个硬汉有清晰的心理体能阈限！他可以忍受几天的身体折磨，却受不了看到妻子哭几分钟。[1]

我们把回避反应（也称为体验式回避，Scherr，Herbert，& Forman，2015）定义为那些使你产生回避、最小化、分散注意力或疏远你自己在此时此刻的体验的想法、情绪或生理反应。就心理治疗的过程而言，回避反应把你从来访者身边拉走了。这会干扰你与来访者的同调，而与来访者保持同调恰恰是你作为治疗师最重要的工作之一。有些回避反应强大到让你没有办法帮助你的来访者。这就是你的心理体能阈限。

---

[1] 帮助这对夫妻的挑战之一是做好平衡，帮助妻子在向丈夫表达的同时保持较低的情感张力，以便让丈夫可以耐受，不会逃走。这也是治疗师培训的挑战。

丈夫经历了一个不断加强的回避反应，最终导致他完全逃离。让我们回顾一下这个过程：

1. 他的妻子开始哭泣。她的眼泪是引起他身体紧张的刺激物。面对激发出来的焦虑，他产生了一个轻微的回避反应——身体蠕动，并且告诉她："没那么糟。"

2. 他的妻子说她不能明白他的所思所想。这个刺激引起了另一种压力和更强烈的回避反应：深深地叹气，扭动的手和颤抖的脚。（他很可能体验到一些羞耻和自我怀疑，但我们无法确认。）

3. 他的妻子要求他敞开心扉。这个刺激又进一步加强了他的紧张，也带来了更加强烈的回避反应：转过头、握拳、紧闭双唇和沉默。

4. 他的妻子开始抽泣。这个刺激让他的压力更大了，导致了更强烈的回避反应：站起身结束这节治疗。

心理治疗的受训者和治疗师们常见的回避反应包括：

- 由于感到自己对来访者没有帮助而引发的反应。例如，对来访者过度照顾、开始长篇大论、沉默或被动、控制来访者、给来访者过度的心理教育、道德说教、与来访者争论、不说话或者放弃来访者。

- 一些令人不舒服的反应，严重到足以干扰他们的学习或个人成长。例如，视力模糊、注意力不集中、头痛、高度焦虑、绝望、羞耻、尴尬、自我怀疑或者自我评价。

- 出现身体疼痛、危险或有害的反应。例如，胃肠道症状、偏头痛或者解离症状。

刻意练习的关系刺激物

对这位老兵来说，刺激物是他的妻子。在心理治疗师的培训中，我们最关心的刺激物就是我们与来访者之间的治疗关系。把治疗关系当作刺激物的想法对你来说可能有些奇怪。然而，这是你能从日常生活中体验到的一些最强烈的刺激。

以下是一些与治疗关系有关的刺激物：

- *来访者的行为。例如，争吵或依赖。*
- *来访者的情绪。例如，愤怒或自杀倾向。*
- *来访者与治疗师之间的差异。例如，宗教或政见不一。*
- *来访者与治疗师之间的相似性。例如，治疗师经历过与来访者相似的创伤经验。*
- *来访者的个人史。例如，来访者曾经具有攻击行为或有暴力史。*
- *治疗师的想法和感受。例如，治疗师有助人需求，或者怀疑自己的助人效能。*

最重要的是，任何范围内的刺激物都可能引起我们内在的回避反应。如果遇到足够多这样的刺激物，它们就会把我们推向接近我们的心理体能阈限。

当我第一次意识到自己也有回避反应时，我被吓到了。我认为作为一名治疗师，在情感上我对我的来访者是完全敞开的，就像一个情感超人（详见Rousmaniere，2016，第八章）。为了修复我的回避反应，我进行了个人体验，希望能够解决或者清除我情感上的脆弱。

尽管个人体验对我的个人生活起到了作用，但它让我在情感方面变得不再那么脆弱这一点上，并没有什么效果。这引发了我内在的危机感：作为一名情感脆弱的治疗师，我的治疗能有效吗？

幸运的是，我的两位督导师在解决他们自己的情感脆弱上很有经验。无论艾伦·阿巴斯（Allan Abbass）还是乔恩·弗雷德里克森（Jon Frederickson）（Frederickson，2017；Kenny，2014），当他们从我的治疗录像中发现我的回避反应时，都对我表现出共情和关怀。当我意识到治疗不会"治愈"我，让我摆脱这些不想要的反应后，我鼓起勇气请他们给我建议："要怎么做，我才能没有这些回避反应？"

尽管我是分别问他们的，但却得到了一样的令人失望的回答："你不可能没有回避反应。"

我很惊讶，艾伦和乔恩给我的建议与我正在追寻的答案相反。他们建议我，不要把目标放在使自己在情感层面变得无坚不摧上，而是使用刻意练习逐步提高我的心理体能，这样的话就可以在我出现回避反应的时候保持我的效能。简而言之，他们建议我开怀拥抱自己情感上的脆弱，而不是逃避它。

乔恩对我说："情感上的无坚不摧是不切实际的目标。但是，你可以通过使用具有情绪唤起性的心理刺激物进行刻意练习，来逐步提高你的临床效能。"

乔恩的说法激起了我的好奇心：我可以使用什么样的"情绪刺激物"进行刻意练习呢？我们将在下一章讨论这个话题。

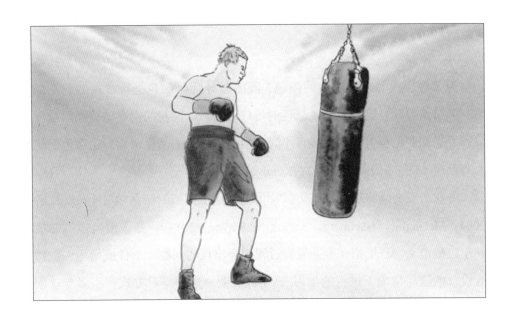

第四章

刻意练习的刺激物

为了解决我心理脆弱性的问题，我的督导师建议我进行常规的刻意练习，通过观看我自己的具有挑战性的治疗录像，追踪我的内在体验和回避反应。乔恩和艾伦都曾经花费数百小时观察他们自己的治疗录像，追踪他们的心理反应（Frederickson，2013；Kenny，2014）。

专业研究文献将这种训练方式称为基于情境模拟的精熟学习（Ericsson，2004；McGaghie，Issenberg，Barsuk，&Wayne，2014）。基于情境模拟的精熟学习被定义为"模拟在专业发展过程中会出现的问题、事件或情境，在精心设计的这些情境下进行的学习"，研究表明，这种学习方式在很多专业领域中都具有重要的作用（McGaghie et al.，2014，p. 375）。这种学习方法的关键是，所使用的刺激物能够激发与真实工作挑战中出现的相似的反应。例如，飞行员用模拟飞行器进行训练，练习在出现机械故障和危险的天气状况下驾驶飞机的技能；外科医生使用手术模拟器，练习在出现医疗并发症时该如何处置。使用这些具有挑战性的刺激物进行训练，将能提高他们在压力下有效表现的能力。

在我的刻意练习中，乔恩和艾伦建议我使用自己的治疗录像。治疗录像可以说是用于心理治疗技能练习的理想刺激物，因为它们可以最真实地模拟治疗环境。我按照这个计划练习了好几年，确实有效（详见 Rousmaniere，2016，第八章）。但是，时间一长，我发现了治疗录像的一个局限：我没有足够的录像。我试着反复使用同一个录像，但渐渐地变得有些厌倦。斯科特·米勒（Scott Miller），就是那位把刻意练习介绍给我的心理学家，他后来告诉我，刻意练习刺激物的变化和新颖是刻意练习起效的关键。

而且，当我在世界各地举行的工作坊讲授刻意练习时，我遇到了很多想要尝试刻意练习但没有治疗录像的治疗师。有些治疗师的工作设置中还禁止录像。其他人则是刚开始受训的人，还没有和真正的来访者开展工作。这让我想到也许我们可以为心理治疗的刻意练习寻找其他的刺激物。其他的领域有很多练习模拟器。网球运动员使用自动发球机训练；象棋学员用电脑训练；飞行员和医生使用模拟器训练。那么心理治疗培训可以怎么做呢？

用电影做刺激物

我是电影懦夫。各种类型的电影都能强烈地影响我。恐怖电影能把我吓坏；万圣节特别节目《吸血鬼杀手巴菲》（*Buffy the Vampire Slayer*）太可怕了，我根本看不完。暴力电影让我感到恶心；我也从来没有完整看过昆汀·塔伦蒂诺*（Quentin Tarantino）的电影。

因为我很敏感，我总是小心翼翼地选择要看的电影。这个策略一直用得很好，直到我发现 YouTube**。有一天我在 YouTube 上浏览《指环王》（*The Lord of the Rings*）的电影剪辑。有一个片段让我印象深刻：在这一幕中，精灵公主阿尔文从骑马的一群戒灵中，救出中了魔法匕首之毒的霍比特人佛罗多。这一幕在我的记忆中非常生动，当在电影院看到这里时我哭了。我很好奇，这一幕是否会再次对我产生影响，所以我点击播放了这段视频。

这个电影剪辑很短，只有不到 3 分钟。在这段视频的结尾，公主阿尔文面对着河对岸的一群戒灵，当时她搂住垂死的佛罗多向戒灵们发起挑战："如果你们想要他，就过来抢吧！"果然，看到最后我哭了，同时又笑了起来，因为我实在不清楚为什么这个片段会在我身上激起如此强烈的情感。

我想："真有意思！我每天都在帮助来访者理解他们的情感，但是这会

---

* 著名意大利裔美国导演。以暴力、犯罪、惊悚类电影闻名，如:《低俗小说》《杀死比尔》《犯罪之城》等。——译者注

** 美国著名的视频网站，常被称作"油管""优兔"。——译者注

儿我有如此强烈的情感反应，却对为何会这样一无所知。"这激起了我的好奇心：我可以用其他的电影剪辑去发现我的情感反应吗？

我记得几年前有另外一部电影曾引起过我强烈的反应：电影《灵魂冲浪人》（*Soul Surfer*）的预告片，讲述一个冲浪人，她的胳膊被鲨鱼咬掉了。我在 YouTube 搜索栏中输入"灵魂冲浪人预告片"，马上就看到了内容。我点击播放。看了两分钟，眼泪从我的脸颊上流下来。

我们与情感的关系

让我们在这里先暂停一会儿。现在，我猜你脸上一定挂着和我太太同款的不相信的表情：当我把这些告诉她的时候，她是不相信的。我承认，有意地去看一些会唤起自己痛苦经验的视频片段也许看上去是一种奇怪的消遣。但介绍一下这背后的故事，你可能就会理解我为什么这么做。

我从小就很害怕痛苦的感受。从很小的时候开始，诸如愤怒、悲伤或内疚之类的情绪情感会让我难以承受，失去控制。这些情绪感受带给我的体验总是又快又强烈。我从来没有学会怎么安慰我自己或者耐心地对待自己的这些情绪感受。我只是简单地把它们分为"好的"和"坏的"两类，并决定不惜一切代价去避免"坏的"情绪感受。

当然，这个策略失败得很惨。我和其他人一样常常体验到痛苦。当我体验到它们的时候，我只是对自己感到害怕，觉得我更糟了。此外，我没有能力选择性地远离痛苦的感受。相反，我变得更紧张了。这限制了我和朋友的关系。我在女孩身边是呆滞的。我开始觉得我有些不对劲，就好像我有一些个人缺陷，但却不知道该如何修复。

我第一次想要探索我的情绪感受是在二十年后，当时我是正就读于研究生院的一名心理治疗专业的受训者。有一个学期，我在一节课上读到一些以情感为中心的治疗模式。我很好奇这是否对我自己会有帮助，于是与一位情感聚焦取向的心理学家开始了我的个人体验。她给了我一个疯狂的建议：靠近那些令我痛苦的感受而不是逃离它们。更令人震惊的是，她建议我去体验在她给我治疗时我所产生的任何一种复杂的感受，例如沮丧、失望等。

她说："让我们一起倾听你此时此刻在这里产生的所有感受，这样你会更有信心，也不需要回避你自己的内在世界，怎么样？"

她的建议太骇人听闻，以至于听她这么说的时候，我有片刻处于解离的状态中。她不得不帮助我深呼吸，让我回到治疗的情境，可以记住她说的话。

这位心理学家教给我的技术之一是提高自我觉察。我练习如何追踪我的内在体验，包括想法、情绪、身体感觉和冲动。需要指出的是，这么做的目的不是要去承受这些痛苦，而是在这些痛苦的感受出现时，能对它们主动保持好奇和关注，能够做到自我安慰和自我尊重。知道这一点非常重要。

瞧，她的计划成功了！尽管这很有挑战性，但我们的治疗帮助我对自己更有信心了，也可以在情感上与其他人更协调一致。这对我的个人生活和作为受训治疗师的发展都有帮助。

作为治疗师的心理表现

很快，过了几年，我毕业了，拿到了我的心理学家的执照，成为一名刚入职的心理治疗师。毕业后，我继续使用我的治疗录像，通过刻意练习来提高我的治疗技术。我经常把我的工作录像展示给一些心理治疗的前辈们，寻求他们的反馈。他们指出，我在临床工作上需要发展的一个技能是处理我自己的体验式回避。当我的来访者感觉到痛苦时，和他们在当下保持联结对我来说特别困难。我无法和他们保持同调，而是常常选择更换主题、退缩或者断开与来访者的联结。虽然我的个人体验对我在这些方面有一些帮助，但我开始发现，它对我在实际临床工作中遇到具体挑战的帮助有限。我想知道是否能找到一种新的方法，通过刻意练习来解决我的体验式回避的问题。

这个想法在我播放《指环王》和《灵魂冲浪人》的电影剪辑时，出现在我的脑海里：我可以使用电影剪辑进行刻意练习，来解决我的体验式回避吗？这个想法既对我充满诱惑，又让我感到害怕。

我在 YouTube 的搜索引擎栏里输入"情感电影剪辑"，结果跳出来数十个电影剪辑集锦："25 大情感场景""50 个令人心碎的电影情节""10 个电影哭泣场景"，等等。当我上下滚动这些视频时，有一个电影片段让我印象深刻，这是《辛德勒名单》(Schindler's List) 中的一场戏，这部关于大屠杀的电影以它对纳粹的残酷无情进行大胆而真实的描写而闻名。尽管我知道这部电影好评如潮，我仍怕到不敢看它。大屠杀对我来说具有个人意义，会唤起我内心的共鸣，因为我的祖父是犹太人，他就是在二战前不久逃离德国的。

YouTube 中搜索到的《辛德勒名单》电影片段叫作"红衣女孩"(The Girl in Red)。这个片段沿着一个穿红衣服的小女孩（和我女儿差不多大）走过的街道，描绘了纳粹对犹太聚集区的大清洗。小女孩最后迷路，也被枪杀了。

我很犹豫，盯着我的电脑屏幕。我在脑海里快速地列了一张利弊表。一方面，我很确定这段视频会比《灵魂冲浪人》更具有情绪挑战性。我受得了吗？仅仅是想到这个问题，我的胃就开始抽紧打成了结。我被羞耻感和自我怀疑狠狠地刺中了。

另一方面，这可能只是一种情感体验。我想："无论这将让我感到有多么恐惧，情绪来了也会走的；情绪本身不会伤害到我。"[1] 而且，观看这个片

---

[1] 我已经认识到这个想法是错误的：一种过于强烈的情感体验会伤害到你，而且可能并不会给你的发展带来好处。因此在选择练习的刺激物的时候，需要挑选那些引起的反应让你感到有挑战，但又不是太过困难的刺激物（视频），这一点非常重要。

段将是一个非常好的刻意练习的机会，它能帮助我主动地追踪我的内在体验。就算我做不到这些，这也可以让我对我的心理体能极限有所了解。

接着我想到了我的来访者们。他们中有不少人希望通过治疗，治愈他们的创伤。正是这类来访者让我在他们表达痛苦的时候，很难和他们保持同调。如果我都没办法应对自己观看视频产生的情感反应，那么我怎么可能帮助他们忍受在现实生活中遭受的痛苦呢？这个视频是不是可以帮助我培养我的心理体能，让我更好地去帮助到他们呢？

我一定是盯着电脑屏幕看了半个多钟头，脑海里进行着天人之战。最后我的好奇心占了上风。我只想知道，我能不能在强烈的刺激下跟踪我的内在体验。为了使自己处在一个主动练习的状态，我用手机设置了定时器，每隔15秒响一次。我在便利贴上写下"主动、自我安慰、自我反省"，然后在这几个词上画了一个小小的心。我把便利贴粘到手机上，这样每15秒计时器响起时，我可以看到它。我深吸一口气，点击了播放键。

电影剪辑大约有3分钟。我不会详细描述我看这个视频时的体验，但我要说的是，才看了1分钟，我就哭到快要吐了。我发现让自己保持主动的自我反省几乎是不可能的。幸运的是，便利贴和计时器是个好教练，每隔15秒就提醒我保持主动和自我安慰的状态。我一边看着视频，一边在头脑里反复体验我的"想法、情绪、身体感觉和冲动"。这很有帮助。

视频结束的时候，我感觉比经历一小时高强度的健身房锻炼还要疲倦。我还在哭，但也带着一丝微笑：我知道我摸到了一些门道。

接下来的一个月，每个星期中都有几天，我会花20分钟观看 YouTube 上的电影剪辑来跟踪我的内在体验。我尝试了很多种小视频：电影片段、我小时候的录像、音乐录影带、越战新闻短片——任何能唤起我强烈内在反应的小视频。

这些练习给我的工作带来了非常显著的效果。我感觉到在压力下我可以更好地在治疗的此时此刻和来访者保持同调。当来访者对我表达愤怒或者指出我的错误时，我的回避反应和防御行为变少了。对于那些难以忍受他们自身痛苦感受的来访者们，我也能更有耐心，对他们更能共情了。另外，我的个人生活也受到了影响。当我和我的家人、朋友们在一起的时候，可以更好地保持情感开放，与他们融洽相处。举个例子，当我的太太或者小女儿生我气的时候，我的防御性减弱了，我可以更好地倾听她们表达自己的观点。

制订培训计划

这些经历让我相信，使用视频作为刺激物进行刻意练习，这将有助于培养心理体能。我渴望做更多的尝试，也想教会我的学员如何使用这些刺激进行练习。但是，当我考虑到要把这些内容教给我的学员时，我敏锐地意识到我并没有一个连贯的训练模式。我基本上是在自娱自乐。这个过程对我个人来说足够了，但若是用于给受训学员提供督导，那就不够了。他们需要一个清晰的培训模型，一本理想的培训手册。

我突然想到，其他许多领域已经有了成熟的模型告诉大家如何进行练习。也许心理治疗没有必要全新发明。带着这个想法，我仔细查阅了刻意练习的文献资料，寻找那些使用刻意练习提高从业人员专业能力的领域。通过查阅资料，有一个领域特别突出：体育。这个领域采用基于科学的训练原则，培养运动员的体能。这是下一章的重点。

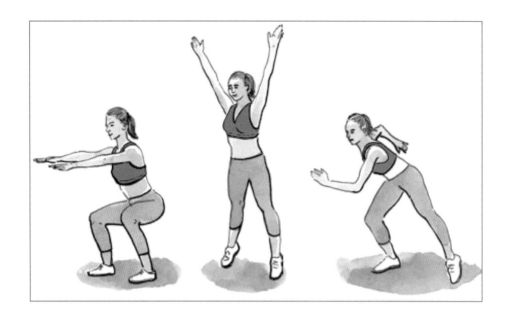

第五章

培训原则

就在我尝试使用 YouTube 视频作为心理刺激物练习的时候，我也开始参加由专业健身教练带领的自行车课程。我注意到教练们使用了一个特定的程序：他们先开始一段简短的热身活动，然后逐步提高强度，进行训练，最后通过"冷却练习"结束训练过程。这套程序每次都能帮助我突破我的体能极限，但同时也考虑到训练的安全性，避免受伤。那么，同样的程序用在心理体能的刻意练习上会起效吗？

我试着设计了一个流程，在每次刻意练习中用那些能唤起正性情绪的视频先做个热身，然后再换成能逐步激发更痛苦感受的视频进行练习。在练习的最后几分钟里，我制作了一个冷却视频，混合了一些能唤起正性情绪又包含着轻微伤感的内容。就像在自行车训练课程一样，这套训练程序让我的训练强度不断加强，但又不至于让我感到不堪重负。

随着时间的推移，这个练习程序的好处还在继续，我决定尝试一下，将它运用到我的刻意练习工作坊、网络研讨会以及我提供给别人的专家建议中。我得到的反馈非常棒：尽管练习困难，但治疗师们报告了通过这种练习方式，他们在工作和个人生活中都获得了显著的收益。

我们也将把这个流程应用于培训我们的心理体能。训练计划包含六个练习，它们基于体能训练的程序，可以在你的整个职业生涯中重复使用。

这不是一个新的训练计划

在我们继续介绍这个训练之前，我们需要首先承认这个培训计划听起来可能有些奇怪，甚至奇葩。谁会想要使用让自己不舒服的心理刺激物进行练习呢？但好消息是，虽然这种练习在心理治疗师的培训中是一种创新，但它所基于的训练过程已经有数千年的历史。事实上，你可能已经在别的领域中使用过这种训练。例如，你是否曾经参加过塑形健身项目或者某项体育运动的训练？回忆一下你的健身计划的基本过程：

1. 锻炼的时候，你把自己暴露在令人不快的刺激中，比如举重或跑圈。

2. 随着锻炼的进展，你的不适感会增加，这可能导致你的回避反应。例如，你可能想慢下来或者停下来。在某个点上，你会接近自己的身体体能极限。这个时候，如果你能坚持下去，你的体能就会增强。当然，安全非常重要，所以也不要坚持太久，否则会造成运动损伤。

3. 如果你坚持几个星期、几个月，你的身体就会慢慢变得强壮起来。这时候，你就需要增加锻炼的难度了。比如说，你需要举得更重，跑得更远，做不同的锻炼项目，或者聚焦在身体不同的部位进行训练。

获得任何具有挑战性的技能，比如学习驾驶、舞蹈或弹奏乐器，都包括这几个方面：（a）找到你技能的临界点，（b）虽然不适但依然坚持，（c）随着进步调整训练内容。我们可以利用同样的训练过程，来提高我们专业的治疗工作所需要的心理体能。

培 训 原 则

从早期的奥运会开始，人们一直在寻求提高运动员的训练效果的办法。经过了几千年，运动员和教练员们发现了一套通用的原则，用来提高大多数运动项目的训练效果。我们也可以把这些原则用在提高心理体能的刻意练习中：

- 个性化。每一位治疗师都是不一样的。我们每一个人都是独一无二的，有我们自己的个人史、基因、文化、性别、政见、宗教倾向、兴趣爱好以及很多其他与众不同的方面。更重要的是，每位治疗师具有不同的心理体能：我们所在的独特的人际情境（比如，愤怒的来访者）把我们推向我们的心理体能阈值，导致我们出现破坏融洽治疗关系的反应（比如，与来访者争吵或变得沉默）。我们必须不断地使练习与我们个人面对的独特的挑战和个性化的目标相匹配，这样，刻意练习才会是最有效的。

- 特异性。有些特定的情绪刺激物引起的反应，对治疗关系具有破坏作用。在练习中使用这些刺激物，将使刻意练习最为有效。例如，如果愤怒的来访者会让你产生破坏治疗关系的反应，那么你的刺激物应该是愤怒的来访者的治疗录像，或者有愤怒的人物和情节的电影片段。

- 超负荷。在我们目前能够承受的水平下进行练习，将很难提高我们的能力。相反，当练习强度稍微超过我们目前能够承受的水平时，改变就会发生。这意味着要选择一个足够强的情绪刺激物，或是刺激物能够产生足够具有挑战性的反应，来进行练习。这样，刻意练习才可以帮助你超越目前的能力阈限，进入到下一个更高的能力水平，同时，也可以让你感到安全，对自己充满关爱。

- 渐进性。随着你的心理体能提升，你练习的难度也要跟着增加。你应该持续地反复评估你的练习计划，确保你的刻意练习具有足够的挑战性。

- 多样性。不断变换练习时的刺激物和反应，将有助于避免练习效果停滞不前和可能造成的伤害，还可以让练习妙趣横生。所以，你应该经常留意新的情绪刺激物，换着花样来进行刻意练习。

- 注意恢复。充分的休息和恢复是从训练中获得最佳效果的必要条件。不要过度训练，要定期休息。

在我们继续之前，让我们来看一看这个练习计划的两个要点。

练习效果源于赋能，而非不适感

关于这个练习项目有一个常见但错误的认识，即我们只是简单地把自己暴露在不舒服的状态中。这是不正确的：消极忍受不适感没有任何帮助。这个练习项目旨在让我们处于一个主动练习的状态中，而非消极地忍受不适感。真实的练习效果源自我们和我们的内在世界建立起来的一种更有力量的关系，其中包括在以下内在技能上的提高：

- 提高在不同的心理状态之间（从僵化到主动）切换的能力。
- 增加心理灵活性。
- 提高对内在状态的自我觉察。
- 增强信心和心理韧性。
- 减少对我们心理脆弱性的羞耻感和自我怀疑。
- 减少对自身内部心理状态的恐惧。

隐私和边界

必须指出这个训练项目中的两个特别的挑战：羞耻和尴尬。要提高我们的心理体能，我们需要主动探寻我们的回避反应，而这些正是我们内在世界中最脆弱的部分。从初学的实习生到经验丰富、拥有 30 多年资历的临床治疗师，很多人在看到或者体验到自己的回避反应时，都会在某种程度上感到羞耻或尴尬。

这些挑战对于心理治疗师来说是独一无二的，它们和运动员的训练完全不同。当运动员通过刻意练习提高体能的时候，他们也会进入身体脆弱的状态，会大汗淋漓或气喘吁吁。但是，这些在艰苦训练之后出现的出汗或喘不上气不会让他们感到羞耻或尴尬。再举个例子，想想音乐家的训练。在一次艰难的排练后，音乐家也达到了精疲力竭的情形，感到身体或者脑力消耗殆尽。但是，他们不会因为这些经验感觉羞耻或尴尬。心理治疗不一样，我们在通过刻意练习来提高自己的心理体能的时候，需要直面我们的羞耻和尴尬。

因此，任何刻意练习的计划都必须包括清晰而稳定的边界，来给我们提供安全和隐私保护。对于初学者来说尤其如此，因为他们与督导师、所在研究生培训项目的关系更为脆弱（Ellis et al.，2014）。作为一名治疗师，你的发展得益于你变得对自己的内心世界有越来越多的觉察。你不必因为所在的培训项目而把你的内心世界完全暴露给你的督导师。在个人体验中，你可以暴露出你内心最隐秘的地方，这是有价值的，但这并不是接受督导所必需的。虽然受督者必须将他们与来访者工作的方方面面全都告诉给他们的督导师，但他们必须有充分的自由，来决定他们向督导师或者同辈伙伴披露他们自己内心世界的哪一部分。理想情况下，督导是一种合作关系（Rousmaniere & Ellis，2013），受督者体验到安全和被尊重。关于知情同意和边界的更多讨论，请看第十四章和第十五章。

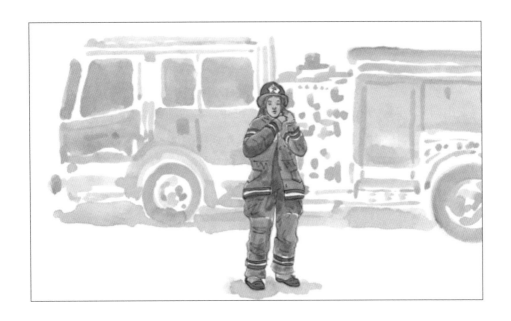

第六章

训练安全

在我 30 多岁时，我知道了什么是"第二类乐趣"。这件事发生在犹他州锡安山国家公园*的一次攀岩课程中。我进行攀岩活动已经有几年了，但我想要把我的攀岩技能提高到更高的水平。我计划中的下一步是攀登更高更大的山岩，这意味着沿着我的攀岩路线，要好几天才能登顶。

大多数这类更高更长的攀岩路线都需要通过被称为辅助（或器械）攀岩的形式来进行。器械攀岩适用于那些徒手攀爬太难的路线，这些路线的岩石太光滑，或者太陡峭，或者岩石缝隙太小，手指伸不进去。在进行器械攀岩时，你需要把你的攀岩辅助设备安置在岩石上，然后系上一个短绳梯，沿着梯子往上爬上几阶，然后再安装下一个辅助设备，系上下一个绳梯，这样你又可以往上爬几阶。重复这个过程就可以爬到岩顶。

以前，我采用的是传统攀岩，也就是徒手攀岩，即仅仅在岩石上安置安全设备，以防坠落。在传统攀岩时，你可以攀岩很长时间而不需要知道你是否正确安装了安全装置，因为只有在你摔下来的时候才能知道你的安全设备安装得是否正确。我是一名保守的登山者，从来没有发生过严重的坠落事故。因此，我也从未测试过我的设备安装技能。尽管我觉得我安置得不错，但我不确定如果我出现长距离下坠（攀岩俚语，指一个很大的降落），这些设备是不是可以拉住我。

在器械攀岩中，你全身的重量都靠每一个你敲进岩石的辅助设备来支撑。这有助于你快速发现你的安置是否正确。如果你安置的装备不够坚固，无法支撑你，那么当你踏上绳梯时就会掉下来。你可以在安装好设备后使劲拽拉绳梯，以此测试安装得好不好。但是，这种测试的结果也可能是骗人

---

* "Zion National Park"，位于美国犹他州的著名国家公园，以谷壁陡直、险峻、难以攀爬而著名。——译者注

的。因为承重时，螺钉会产生位移，在任何时候都可能从岩石中弹出，即使你用力拉拽测试时感觉钉得非常坚固。

我的第一堂器械攀岩课是跟着一个叫吉姆（Jim）的面色冷淡而严肃的攀岩老师上的。他是一位面容冷峻，但以出色的器械攀岩技巧而著称的长者。我们在他家见面，在他车里塞了几箱子攀岩工具，然后开车到锡安山国家公园外的悬崖边。

作为我的第一次攀岩训练，他让我爬上一面大约 15 米高的岩石，岩石上有一道笔直而清晰的裂缝，有我的拳头那么宽。这么大的裂缝在器械攀岩中属于简单级别，因为安置攀岩辅助装备相对简单。

我从安装设备和系上绳梯开始。我狠狠地拉拽梯子测试了一下，觉得撑得住，然后就踏了上去。我太紧张了，脚后跟不由自主地颤抖（在攀岩俚语中，这种颤抖的动作被称为埃尔维斯腿*）。我的教练慢慢地递给我更多绳子，说道："别把自己抖得掉下来。"

我爬上绳梯，重复刚才的过程。过了一个多小时，我快要爬上 15 米了。接着，就在接近岩顶的时候，发出很响的"砰"的一声，我就掉了下去。一切发生得太快了，我只是在后来回忆时才明白发生了什么：一段砂岩在我的重压下碎了，上面的设备松了，导致我摔了下去。

幸运的是，我每隔几阶就装了一个设备（称为"接缝"），所以下一个设备拉住了我，我只下坠了 3 米左右。尽管我没有受伤，但这个经历太恐怖了。

吉姆帮助我下降到了地面。我浑身发抖，几乎喘不过气来。吉姆看起来很满意，好像我终于从我的教训中学到了他想要教我的。他微笑着伸出手，握着我的手说："欢迎收获第二类乐趣。"

---

* 英文为"Elvis Leg"，来自被称为"猫王"的美国著名摇滚男歌手埃尔维斯·普雷斯利（Elvis Presley）。他演唱时独特的腿部舞蹈动作广为人知。——译者注

"什么？"我喘着气，试图让自己的呼吸平静下来。

他回答说："一共有三类乐趣。第一类就是你在做这个事情的时候感到乐趣，比如常规攀岩，这是游客们喜欢的。第二类，你做的时候并不有趣，但回想起来却很有意思，也就是器械攀岩，这正是我们在做的。"

我看着他的眼神就好像他已经疯了，我想："我再也不会这么做了。"

但是，那天晚上，在我平静下来吃晚饭的时候，我开始想："这真是太棒了。如果我能掌握窍门，那么我就可以去爬其他的器械攀岩路线，我想去哪里攀岩就去哪里攀岩，然后我就能去攀登更大型的山岩了。"

第二天早上，我醒来时精神抖擞，准备第二天的训练。当我看到吉姆时，我问他："第三类乐趣是什么？"

他回答说："第三类乐趣是，即使你在回想的时候都没有什么乐趣，所以尽量不要去攀爬第三类乐趣的路线。"

跨越极限的警告

本手册提供的练习是有难度的，而且很可能令人不适。但是，这些练习不应该让你感到太难或者太不舒服。用我的攀岩教练的话来说，它们可能是第二类乐趣但不应该是第三类。虽然身体上你依然会体验到焦虑，但以下列出的躯体反应，表明你练习的步调会有助于提高你的心理体能：

- 紧张
- 转移视线
- 咬紧牙关
- 屏住呼吸或浅呼吸
- 叹气
- 磨牙

- 眼睛干涩或口干舌燥
- 心率加快

想一想，运动员在体能训练的时候，会怎样小心谨慎地监控他们的心率。如果他们心跳过快，这是没有好处的，很可能会伤害自己。我们不希望你把自己练习到医院里去！下面这个清单提醒你，如果你在临床训练中出现这些迹象，那就很可能表明你进行的练习有危险或者太难了，让你无法获益：

- 恶心或胃酸返流
- 偏头痛
- 头晕或思维模糊
- 身体麻醉（麻木）
- 腹泻、便秘或其他胃肠道症状
- 解离（感觉你在自己的身体外面或者飞离了你的身体）
- 记忆丧失
- 视野变得狭窄或视觉模糊
- 严重的羞耻感、尴尬、自我怀疑、自我评价或导致抑郁的绝望

图 2 列出了练习中出现的适中的信号和太难的信号。

除了让你感到极度不适外，这些练习太难或危险的迹象所带来的体验可能干扰你的成长和学习过程。我之所以这么讲，是因为在我的童年时代，由于我的焦虑，我几乎经历了所有这些症状。在我的心理治疗的培训过程中，我也几乎体验到所有这些症状，尤其是当我对自己太狠，或者所在的培训环境让我感到情绪上不安全时。可那个时候，很不幸，我没有认识到我的症状是由于不适合的训练带来的。相反，我责备我自己。我不是去寻找更合适

的训练方式，而是试图逼迫自己克服不适。结果呢，我非但没有提高，还停滞不前，差点变得抑郁了。从那以后，我学会了认真倾听我内在的经验，当有这些迹象出现时，就减少我的训练强度。保持耐心和自我怜悯是有效训练的基本要素。关于这些在心理治疗训练中出现的迹象的更多信息，可以详见Abbass（2015）和Frederickson（2013）。

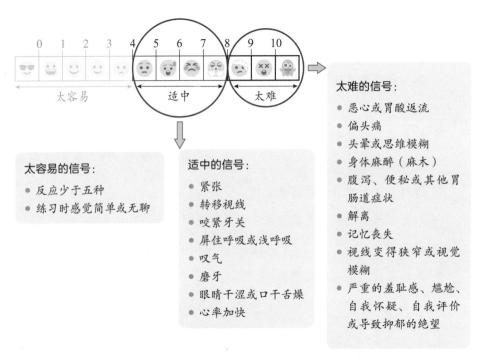

太难的信号：

- 恶心或胃酸返流
- 偏头痛
- 头晕或思维模糊
- 身体麻醉（麻木）
- 腹泻、便秘或其他胃肠道症状
- 解离
- 记忆丧失
- 视线变得狭窄或视觉模糊
- 严重的羞耻感、尴尬、自我怀疑、自我评价或导致抑郁的绝望

太容易的信号：

- 反应少于五种
- 练习时感觉简单或无聊

适中的信号：

- 紧张
- 转移视线
- 咬紧牙关
- 屏住呼吸或浅呼吸
- 叹气
- 磨牙
- 眼睛干涩或口干舌燥
- 心率加快

图 2　练习难度是适中的或者太难的信号

第二部分

用于刻意练习的练习

这一部分介绍前三个可以在刻意练习中使用的练习。它们适合所有的练习者，从新手受训者到经验丰富的临床工作者。它们的难度逐渐增加，因此需要按顺序练习。

- **练习 1：观察你对令人不适的心理刺激物的反应。**我们都有一系列独特的刺激物，通常被称为扳机点，把我们推到自己的心理体能极限。本手册介绍的刻意练习训练计划的第一个内在技能，就是更清楚地觉察到这些刺激物和你的反应。

- **练习 2：更精确地控制你的注意力。**你的注意力是心理治疗的主要工具之一。加强你对注意力的控制，将提高你与来访者建立情绪同调的准确性和治疗措施的有效性。

- **练习 3：观察你自己的反应的同时，帮助来访者参与到治疗过程中。**作为一名有效的治疗师，你不仅需要观察自己的反应，而且同时要与来访者保持互动，帮助来访者参与到治疗过程中。这个练习能够帮助你锻炼如何同时使用你的人际技能和自己个人的（内在）技能。

这些练习涉及情感的脆弱性，所以你需要在一个让你觉得安全舒适的地方进行练习。你可能希望一个人在一个私密的场合进行练习，或者你会想要和其他人一起练习。你应该选择一个适合你的练习情境。关于练习边界的进一步讨论，详见第十四章和第十五章。相关的教学视频可以扫描本书勒口处的二维码访问。[*]

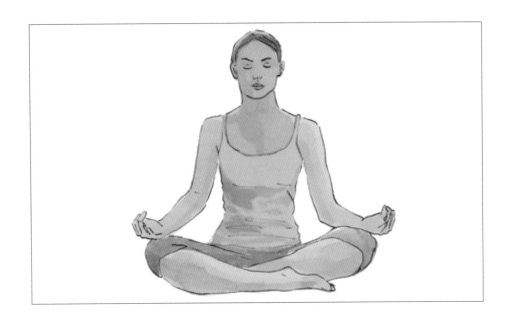

第七章

练习1：观察你对令人不适的心理
刺激物的反应

在这个练习中，你将观察你对心理刺激物的反应。用一个视频作为刺激物。第一次练习的时候，需要 30 ～ 60 分钟。你还会用到本章末尾的《刻意练习记录表》，也就是附录 A。最初几次进行这个练习可能会比较棘手，所以你可以在独自练习前，试着看一下教学视频。

练习 1：观察你对令人不适的心理刺激物的反应

第一步：选取视频刺激。

第二步：观看视频，同时观察你的反应。

第三步：评估视频刺激的强度。

第四步：如有必要，选择另一个视频。

第五步：重复观看，直到你观察到五个反应。

第六步：观看冷却视频。

教学视频请扫描本书勒口处的二维码获取。

第一步：选取视频刺激

选择一个长度大约三四分钟的视频剪辑片段。这个练习的理想视频是你作为治疗师进行治疗时感觉具有挑战性的一节治疗录像。如果你有这样的治疗录像，截取这一节中你认为最具挑战或你反应最强烈的那部分。

如果你没有这样的治疗录像，那就使用电影、电视节目、新闻报道、纪录片、政治辩论，或任何你觉得能唤起强烈情绪的视频。附录 C 提供了一系列供你参考的录像片段。选择视频刺激物是一件非常个性化的事情；你也许会，也许不会觉得这些视频能唤起你的情绪。

第二步：观看视频，同时观察你的反应

把音量调低，这样你可以听见但不会过多关注谈话内容。打开视频，一边观看一边观察你可能有什么反应。常见的反应已经在《刻意练习记录表》上列出来了。试着观察到至少五个不同的反应，确保下面的每种反应类型中至少有一个反应：(a) 想法和情绪；(b) 身体反应；(c) 冲动。

如果你使用的是你自己的治疗录像，那么确保聚焦于你此时此刻观看录像时产生的反应，而不是去猜测当你在治疗时曾经产生过什么反应。

第三步：评估视频刺激的强度

回答《刻意练习记录表》中的三个问题。这么做将帮助你评估该视频刺激唤起你的内在反应的强度是否适当。最佳强度的视频是你感觉到它引起的反应具有挑战性，但又不是非常困难。这就是最近发展区，在这个挑战水平上的练习将使你受益最大（Vygotsky，1978）。把视频想象成健身训练中用的杠铃。你想要这个杠铃足够重，从而使你在锻炼中获益，但又不能太重，否则，举不起来还会伤到自己。

以下信号表明你使用的视频刺激足够强：

- 当你观看视频的时候，至少观察到五个或更多的反应。（如果你观察到某种反应出现了不止一次，那么它每出现一次就记为一次反应。例如，如果你的视线从视频中转移了三次，那么就记录为三个反应。）

- 在每一类反应中，即（a）想法和情绪；（b）身体反应；（c）冲动，都观察到至少一个反应。
- 这个练习让你感觉有挑战但又不是太难。这种感觉你可能已经从其他领域的练习中体会到了，例如运动、音乐或象棋。刚开始，这种评估可能比较困难，但随着练习时间增加，你会越来越容易做出判断。

以下信号表明视频刺激强度不够：
- 观看视频时，你观察到的反应少于五个。
- 练习的时候觉得很简单或无聊。[1]

以下信号表明视频刺激太强了：
- 有一个或多个导致你完全离开视频超过 10 ～ 15 秒的反应。（例如，你不得不关掉视频或者闭上眼睛超过 10 秒。）
- 视频引起的情绪反应太强，让你无法从练习中获益。
- 你体验到极度的羞愧或尴尬。
- 练习让你不堪重负、非常困惑，或者感到太难了。

太容易的、适中的和太难的信号比较如图 3 所示。

---

[1] 有时候，当感到练习很简单或者无聊时，这本身就可以是一种回避反应，即一种远离刺激的方式。你可以通过回看视频，仔细看看在觉得简单或无聊下面还有什么反应，来判断自己是不是这种情况。

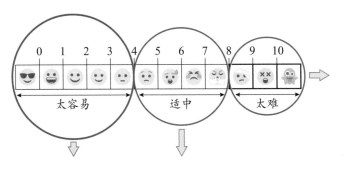

太难的信号：

- 恶心或胃酸返流
- 偏头痛
- 头晕或思维模糊
- 身体麻醉（麻木）
- 腹泻、便秘或其他胃肠道症状
- 解离
- 记忆丧失
- 视线变得狭窄或视觉模糊
- 严重的羞耻感、尴尬、自我怀疑、自我评价或导致抑郁的绝望

太容易的信号：

- 反应少于五种
- 练习时感觉简单或无聊

适中的信号：

- 紧张
- 转移视线
- 咬紧牙关
- 屏住呼吸或浅呼吸
- 叹气
- 磨牙
- 眼睛干涩或口干舌燥
- 心率加快

图 3　评估刺激强度

第四步：如有必要，选择另一个视频

如果你感觉这个练习太容易或者太难，选择另一个视频。

第五步：重复观看，直到你观察到五个反应

如果你观看视频时，观察到了五个或五个以上的反应，那么你就可以结束这个练习了。如果你观察到的反应少于五个，那么用你在第四步中选择的新视频重复第二步的练习。重复这个练习过程，直到你可以从这同一个视频

中识别出五个或五个以上的反应。不过，如果你开始觉得累了或者倦了，歇一会儿，改天再继续完成这个练习。

第六步：观看冷却视频

每一种好的体能训练都包括一个冷却阶段。同样，在一次艰苦的心理体能训练后做一小段冷却练习也会有帮助。选一段 2 ～ 3 分钟的小视频，让你感到好玩、温暖、有趣的那种。边看视频，边观察你的反应。附录 C 有一些冷却视频范例。音乐视频通常可以很好地满足这个目的。

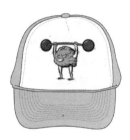

恭喜！

你完成了培养心理体能的第一个刻意练习。给自己一个奖励吧。能力的锻炼很艰苦，庆贺自己的进步也很重要哦！

这个练习的常见问题

在我们进行下一个练习前，让我们先看一看这个练习中的一些常见问题。

问题一：我的回避反应意味着我哪里有问题吗？

我听到的一个常见问题是："如果我有回避反应，是不是说明我是一个糟糕的治疗师？"我的回答是"不"！你有回避反应，这表明你可以接收到来访者的情绪。祝贺你！这表明你有一个功能正常的边缘系统（情绪脑）。与来访者保持同调是心理治疗的必要组成部分，而且这可能是最重要的部分。如果你对你的来访者没有任何回避反应，这反而很可能是一种令人担忧的信号。当你根据本手册进行练习时，一定要记住：练习的目标不是把自己变成无坚不摧、情绪开明的人，再也感受不到压力或者再也不会出现回避反应。相反，练习的目的是帮助你渐渐地更能觉察到你的回避反应，这样你可以更好地与来访者保持同调。在这个过程中，对自己予以安慰和保持耐心非常重要。

问题二：如果我对自己的反应感到尴尬或羞愧呢？

当治疗师们第一次做这个练习时，很多人都很震惊于他们有那么多的回避反应。初学的受训者有时候会怀疑他们是否能成为有效能的治疗师。拥有数年或数十年经验的治疗师可能会认为他们应该早都"超越"了回避反应。我有同样的经历。最初的时候，我对自己的情感脆弱感觉到尴尬和羞愧，对此，我很惊讶。我想："我从来没有评判过我的来访者情感脆弱，为什么会对自己做这样的评判？"但是，我后来发现，我的尴尬和羞耻仅仅是源自我内化了的对情感脆弱的文化偏见。在我大部分的童年时光，情感脆弱会导致痛苦的后果。因此，尽管我是个心理治疗师，我对情感脆弱产生的厌恶至今还在影响着我，也就不足为奇了。好消息是，我和你们都是一样的，我们都在同一条船上。

问题三：如果我没有发现任何反应呢？

在最初几次进行这个练习的时候，你可能会感到很棘手。如果你没有观察到五个以上的反应或者每个类型中都至少有一个反应，那也不要气馁。随着练习进行，这会变得越来越容易。你可能会注意到一些种类的反应更容易被观察到，而其他的反应则很难发现。例如，我曾经有一段时间更容易观察到我的情绪，而不是身体反应或想法。这没问题！每个人都有一个独特的最近发展区。

问题四：如果我被视频内容吸引了呢？

治疗师们经常报告说他们被视频的内容吸引了，忘了要追踪自己的内在反应。解决这一问题的一个方法是设置一个计时器，每 30 ～ 45 秒响一次，这可以提醒你聚焦在自己的内在反应上。

问题五：我的反应对吗？

对，你的反应都是对的！没有不对的反应。练习的目的仅仅是注意到你可能有的任何反应，而不是改变它们。你注意到的任何反应都在帮助你了解你自己。尤其要警惕那些与污名化有关的反应，它们可以帮助你探索你的心理脆弱性，诸如羞愧和尴尬。识别这些常见的反应有助于减少它们对你作为治疗师工作的影响。

问题六：有帮助的反应和回避反应之间有什么差别？

有时候，很难辨别你的反应是会让你与来访者的距离更远，还是让你在情绪上更靠近他们。例如，当来访者描述创伤时，你体验到无助感，你可能（a）对来访者有了更紧密的共情，（b）回避了来访者的经历，或者（c）两者皆有。再举个例子，当来访者描述自己对治疗的矛盾心理时，你开始感到烦恼或者沮丧，你可能（a）与来访者对自己的烦恼或沮丧保持同调，（b）回避了来访者内在的进退两难，或者（c）两者皆有。基于这些原因，我试着不去担心在我进行刻意练习时，我的反应究竟是或者不是回避反应。相反，我的目的仅仅是仔细观察我所有的反应。久而久之，你会发现哪些反应在治疗中是有用的，哪些是没有用的。很多治疗模型鼓励治疗师使用他们的内在反应作为重要的信号，指导治疗（例如，Eubanks-Carter et al.，2015）。

刻意练习记录表

姓 名：_____

日 期：_____

练 习：_____

视频刺激：_____

记 录：_____

#1: 你和你的内在体验有什么关系?

完全在当下 → ←完全疏远了

#2: 练习的时候挑战程度如何?

0	1	2	3	4	5	6	7	8	9	10
太容易					适中					太难

#3: 练习的时候你有什么反应? 把它们圈出来

	适中的挑战	太难的挑战
想法和情绪	焦虑；挫折；烦闷；恼怒；失望；可控制的自我评价，羞耻，尴尬，自我怀疑；可管理的愤怒，悲伤，内疚，渴望	绝望；无助；严重的自我评价，羞耻，自我怀疑；极度愤怒，悲伤，内疚，渴望
身体反应	身体紧张，叹息，咬紧牙关，握紧拳头，战战兢兢，浅呼吸 / 屏气，口干，心率加快	偏头痛，头晕，思维模糊，腹泻，便秘，恶心，或反胃
冲动	移开视线，退缩，转移注意力	关视频，放弃

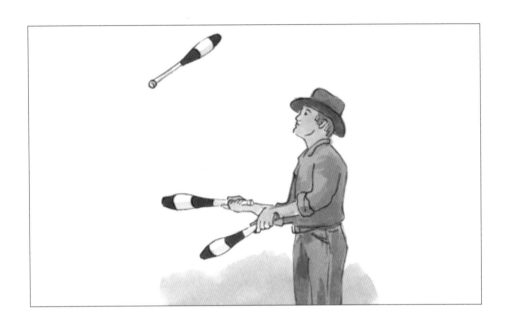

第八章

练习 2：更精确地控制你的注意力

这个练习的目的是帮助你培养能更精确地控制你的注意力的内在技能。提升对注意力的控制可以帮助你：

- 与你的来访者保持同调。
- 注意你内心更微妙的回避反应。
- 必要时可以放松你自己。

当你第一次做这个练习时，需要 30 ～ 60 分钟。你将用到本章末的《刻意练习记录表》。这个练习在最初几次练习的时候可能比较棘手，所以在你独自开始练习前请尝试先观看教学视频。记住，这个练习可能会让你觉得挺难的。

练习 2：更精确地控制你的注意力

第一步：选一个视频刺激物。

第二步：设置计时器。

第三步：观看视频，同时交替转换注意力。

第四步：评估难度并重复。

第五步：观看冷却视频。

教学视频请扫描本书勒口处的二维码获取。

第一步：选一个视频刺激物

选择一个 3 ～ 5 分钟的视频。这个视频的难度应该在困难表格中位于 5 ～ 8 之间。最好选择你作为治疗师感到非常有挑战的一次治疗会谈的录像，来进行这个练习。如果你有一节这样的治疗录像，调到你认为最有挑战的那个治疗片段或者你反应最强烈的那个时间点。

如果你没有作为治疗师的录像，那么可以使用那些能强烈唤起你情绪感受的电影、电视剪辑。附录 C 有一些供你参考的视频范例。

第二步：设置计时器

设置一个计时器，每 30 秒响一次。你可以用秒表、运动间歇计时器或者智能手机上的计时器应用软件。

第三步：观看视频，同时交替转换注意力

把视频的音量设置在 50% 左右，播放视频，并开始计时。你将经历以下三个不同的阶段：

阶段 1：该阶段为 30 秒，努力将你所有的注意力都集中在视频中的来访者身上。（如果你看的是电影剪辑，努力把注意力都放在电影中的人物身上。）尽量观察那些你通常会忽视的细微之处，诸如被观察者的身体语言、语调、语速和说话的节奏，或者任何不寻常的词语或短句。尽量去感受这个人的脑海里正在想什么、他或她正在感受什么样的情绪。

阶段 2：当计时器响起，马上重启计时器（下一个 30 秒），把注意力转向你自己。继续观看录像，但是尽可能把注意力聚焦在你自己的内在世界。尝试观察平时常常没有注意到的你自己的微妙之处，包括你的想法和情绪、身体反应、行为冲动。

阶段 3：当计时器再响起，再一次重启计时器（再一个 30 秒），试着把注意力同时放在视频中的人物和你自己身上。看看你能在多大程度上同时关注到视频中的人物和你自己的内在世界。

第四步：评估难度并重复

回答《刻意练习记录表》上的三个问题。这有助于你评估这个视频给你带来的挑战是否合适。最佳练习视频的难度应该在 5 ～ 8 之间。如果你有任何一种"太难"的反应，那么这个视频对你来说就是一个过于强烈的刺激。如果觉得这个视频太难了，那就选一个情绪唤起轻一些的视频。另一种使这个视频刺激变得简单的方法是把注意力交替转换的时间增加到 45 秒或 60 秒。

如果感觉这个视频太容易了，那就选择一个更具有挑战性的视频。

现在从第二步开始重复这个过程。当你觉得无法再从这个练习中获益，那么就可以结束这个练习了。很多受训者报告说持续练习 15 ～ 20 分钟就够了。

第五步：观看冷却视频

选一段 2 ～ 3 分钟的小视频，让你感到好玩、温暖和有趣的那种。音乐视频通常可以很好地满足这个目的。边看视频，边观察你的反应。附录 C 有一些冷却视频范例供你参考。

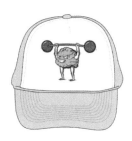

恭喜！

你完成了培养心理体能的第二个刻意练习。这是一个很有挑战的练习，所以要保证给自己一个奖励并且好好地休息一下！

这个练习的常见问题

在我们进行下一个练习前，让我们看一看在进行这个练习中常见的问题。

问题一：这个练习是怎么让我成为更有效能的治疗师的？

你的注意力是心理治疗的主要工具之一。提高对注意力的控制力将改善你与来访者准确建立情绪同调的能力，并增加治疗措施的有效性。这就像舞蹈家利用刻意练习更好地控制他们的肌肉，我们可以通过练习来更好地控制我们的注意力。

问题二：如果我不能把注意力聚焦在视频中的人物或者我自己身上呢？

如果你不能把注意力聚焦在视频中的人物或者自己身上，不要着急——这是常见的现象！很多人发现控制自己的注意力是一件很困难的事情。看看这样做会不会对你有帮助：把注意力想象成你大脑的一部分肌肉，而你自己通常是无法直接控制这个肌肉的。这部分肌肉是用来自动扫描我们的环境，使我们注意到并转而聚焦于强烈的刺激的。锻炼这部分肌肉可能在一开始会使你感到迷失方向，一片混乱。但是，并非只有你成功地控制你的注意力，才能从这个练习中获益。相反，努力控制注意力的尝试本身就能渐渐提升你的能力。

问题三：如果练习让人感觉是人为的或者是被迫的呢？

刻意练习本身就是人为地将特定的技能分开，对它们一一进行重复的练习。这个过程能够让你更快地培养你的能力。想一想篮球运动员是怎么在一节练习中进行30次甚至更多次的罚球练习的。它本身就是人为的，而且是强迫性的：在一场真正的比赛中，他们永远都不会连续罚球那么多次。但是集中而重复的练习锻炼了罚球这个特定技能所需要的肌肉，那么在一场真正的比赛中，当他们累了或者面对对手时，在罚球当中就可以表现得更好。

问题四：我应该在治疗会谈中做这个练习吗？

有时候，在治疗中有意识地控制你的注意力可能是很有用的，但是其他时候，不去有意地控制你的注意力，让它随意游走，也许会更好。你的治疗理论取向和督导师可以在这方面指导你。但是，这种能控制你的注意力的能力总是有帮助的，即使你只是偶尔使用这种能力。

问题五：如果我不能同时把注意力聚焦在视频中的人物和我自己身上呢？

尽可能试着把你的注意力同时聚焦在视频中的人物和你自己身上。如果你连几秒钟也做不到保持这样的注意力，那么考虑换一个容易一些的视频刺激物或者调低视频的音量。

问题六：如果我在练习过程中感到困惑或者不堪重负呢？

如果你觉得困惑或者不堪重负，那么选一个容易一些的视频或者调低视频音量。一定要根据《刻意练习记录表》，检查一下"太难"反应清单。如果你有类似的太难的反应，那就试试容易一些的视频。

问题七：如果我感觉到很多羞愧、尴尬或者自我怀疑呢？

当你的练习难度慢慢增加，一些羞愧、尴尬或自我怀疑的体验就会出现。这些反应都是正常的，也很常见，就好像运动员在艰苦训练中会出更多的汗，或是呼吸更加急促。如果你感觉这些反应是可以控制的，那么继续练习；如果感到它们太强烈或者难以管理，那么你就需要选择一个容易些的视频或者返回去做练习 1。

刻意练习记录表

姓名：＿＿＿＿＿＿＿

日期：＿＿＿＿＿＿＿

练习：＿＿＿＿＿＿＿

视频刺激：＿＿＿＿＿

记录：＿＿＿＿＿＿＿

#1: 你和你的内在体验有什么关系?

完全在当下 →　　　　　　　　　完全疏远了

#2: 练习的时候挑战程度如何?

0　1　2　3　4　5　6　7　8　9　10

太容易　　　　　适中　　　　　太难

#3: 练习的时候你有什么反应? 把它们圈出来

	适中的挑战	大难的挑战
想法和情绪	焦虑；挫折；烦恼，恼怒；失望；羞耻，尴尬，自我怀疑；可控制的自我评价；可管理的愤怒，悲伤，内疚，渴望	绝望，无助；严重的自我评价，羞耻，自我怀疑；极度愤怒，悲伤，内疚，渴望
身体反应	身体紧张，叹息，咬紧牙关，握紧拳头，战战兢兢，浅呼吸/屏气，口干，转移注意力	偏头痛，头晕，思维模糊，腹泻，便秘，解离，恶心或反胃
冲动	移开视线，退缩，转移注意力	关视频，放弃

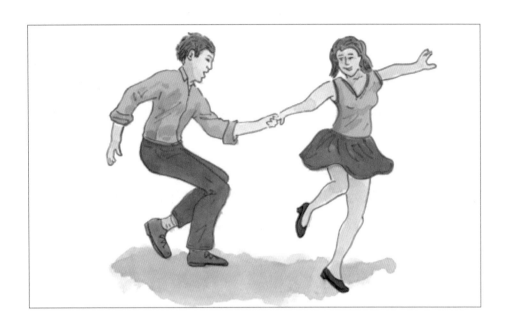

第九章

练习 3：观察你自己的反应的同时，
帮助来访者参与到治疗过程中

成为一名有效的治疗师，不仅需要观察你自己的反应，还需要同时与来访者互动，帮助他们参与到治疗过程中。这个练习帮助你同时训练这两种技能。

第一次做这个练习需要 30 ～ 60 分钟。你将用到本章末的《刻意练习记录表》。在最初的几次练习中，你可能会觉得比较棘手，所以建议在你自己开始练习之前先观看教学视频。这个练习在第二章的案例中描述过。

练习 3：观察你自己的反应的同时，帮助来访者参与到治疗过程中

第一步：选一个视频刺激。

第二步：找一句鼓励来访者参与治疗的话。

第三步：设置计时器。

第四步：在观看视频的时候，观察你的反应。

第五步：说出你鼓励来访者参与治疗的话。

第六步：评估视频难度并重复。

第七步：观看冷却视频。

教学视频请扫描本书勒口处的二维码获取。

第一步：选一个视频刺激

选一个 3 ～ 5 分钟的视频，视频难度介于 5 ～ 8 之间。这个练习最好选

用你作为治疗师的时候觉得很有难度的治疗录像。如果你有这样的治疗录像，选择你觉得最困难的治疗片段或者你体验到最强烈情绪反应的时间段。

如果你没有作为治疗师的录像，可以使用唤起你情绪反应的电影或者电视剪辑片段。附录 C 列出了一些供参考的视频片段。

第二步：找一句鼓励来访者参与治疗的话

你将要练习的是，在观看视频的时候，鼓励来访者参与到治疗过程中。为此，你需要找一种能帮助来访者参与到治疗中的方式。它可以是提问、对来访者的反应予以镜映、指导、心理教育或者任何其他你可能对来访者说的鼓励他们参与到治疗进程的话。这句话应该简短，三句话或者更少，而且容易记住。这句话必须：（a）大致符合视频内容，（b）与你的治疗模型一致。例如，如果你视频中的来访者非常焦虑，那么你应该根据你的治疗模型，找一句能帮助你的来访者讨论其焦虑议题的话；如果你视频中的来访者有自杀倾向，那么你要按照你的治疗模型，选择一句能鼓励来访者讨论其自杀倾向的话。

不要过分纠结于寻找对来访者说完全贴切的话。刻意练习的焦点在于通过行为上的重复演练来培养心理体能，而不是在于选择对来访者说一句完美的话。临床督导才是讨论个案概念化、治疗模型和干预方法的更好的地方。

第三步：设置计时器

设置计时器，每 30 秒响一次。

第四步：在观看视频的时候，观察你的反应

将视频播放音量设置在50%。打开视频，启动计时器。当你观看视频的时候，注意你可能会有的任何反应。常见的反应已经列在《刻意练习记录表》上了。试着在下面每一类的反应中观察到至少一个反应：（a）想法和情绪；（b）身体反应；（c）冲动。这个过程和练习1是一样的。

第五步：说出你鼓励来访者参与治疗的话

当计时器响起时，暂停视频，大声说出你准备好的、鼓励来访者参与治疗的话。注意观察当你说出这句话时，你可能有的任何反应。

第六步：评估视频难度并重复

回答《刻意练习记录表》上的三个问题。这有助于你评估这个视频的难度是否适中。最好的视频难度应该在5～7之间。如果你有任何反应处于"太难"这个分类里，那么这个视频刺激对你来说可能太强了。如果你觉得视频太难，那就另选一个情绪唤起强度弱一些的视频。

如果这个视频让你觉得太容易了，那么选一个更具有挑战性的视频或者将计时间隔减少到10～20秒。

现在从第三步开始重复这个练习过程。当你觉得无法再从练习中获益，就停止练习。这个过程通常需要15～30分钟。

第七步：观看冷却视频

选一个 2～3 分钟的短视频，让你感觉好玩、温暖、有趣就可以。看视频的时候，观察你的反应。附录 C 有一些冷却视频的范例供你参考。

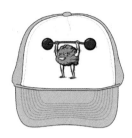

> 恭喜！
>
> 　　你完成了培养心理体能的第三个刻意练习。休息一下，给自己一个大大的赞！为自己的进步点赞是刻意练习的重要组成部分。

这个练习的常见问题

在我们进行下一个练习之前，让我们看一看这个练习有哪些常见问题。

问题一：我怎么知道这句鼓励来访者参与治疗的话是否会在与来访者的工作中有用？

尽量不要为你说的这句话是否完美而焦虑。刻意练习的焦点在于通过重复行为来培养你的心理体能。如果你有这样的担心，可以在临床督导中讨论你使用的临床方法、个案概念化和治疗模型，那才是更好的讨论场所。

问题二：我应该总是用同一种方式说出鼓励来访者参与的话吗？

不，你不需要总是用同一种方式说出你鼓励来访者参与的话。我们不想把你变成一个治疗机器人。重要的是，你需要找出一种感觉上适合你和你的来访者的治疗风格。随意地即兴发挥吧。

问题三：我应该在视频中人物对话之后说出鼓励来访者参与的话吗？

不，你不需要在视频中人物对话出现后说出你鼓励来访者参与的话。在刻意练习中，我们使用重复行为来练习，而非跟随治疗流程保持特定的节奏。刻意练习强调的是行为的重复，而不是治疗的节奏，这可能会让你感到被强迫或者刻意而为之，但是，刻意练习就是要这样的！想一想音乐家是如何反复练习一首曲子中某个特定的乐章的，或者运动员是如何反复练习复杂动作的，这些刻意的重复有助于技能进入程序性记忆，从而使它们在紧张的实际表演和比赛中被重新激活。

问题四：避免陷入视频对话中，为什么这么难？

我们的社交习惯是使谈话流畅，打断别人的谈话会让人感到粗鲁和不快，所以，你需要对在刻意练习中出现这种陌生和困难的感受有所预期和准备。如果在开始练习的时候，这么做让你感到太困难了，那么可以在你说出鼓励来访者参与治疗的话之前，试着播放更长时间的视频内容（30～60秒）。

问题五：如果我体验到很多羞愧、尴尬或者自我怀疑，怎么办？

如果你发现这个练习比前两个难太多，你可能会体验到更多羞愧、尴尬或者自我怀疑。这种反应是正常的，也很常见，就好像运动员经过艰苦的训练后汗如雨下或气喘如牛一样。如果这些反应对你来说还在可控范围之内，你应该继续这个练习。但是，如果你觉得羞愧、尴尬或自我怀疑非常严重甚至难以管理，那么你应该另选一个更容易的视频进行练习，或者返回到本次练习之前的一个稍简单的练习，再练习一次。

刻意练习记录表

姓名：_____

日期：_____

练习：_____

视频刺激：_____

记录：_____

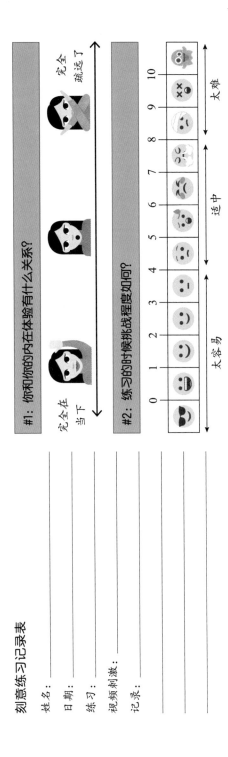

#1：你和你的内在体验有什么关系？

完全在当下 ←————————→ 完全疏远了

#2：练习的时候挑战程度如何？

0　1　2　3　4　5　6　7　8　9　10

太容易　　　　　适中　　　　　太难

#3：练习的时候你有什么反应？把它们圈出来

	适中的挑战	太难的挑战
想法和情绪	焦虑；挫折；烦恼；恼怒；失望；可控制的自我评价，羞耻，尴尬，自我怀疑；可管理的愤怒，悲伤，内疚，渴望	绝望；无助；严重的自我评价，羞耻，自我怀疑；极度愤怒，悲伤，内疚，渴望
身体反应	身体紧张，叹息，握紧拳头，咬紧牙关，战战兢兢，浅呼吸/屏气，口干，心率加快	偏头痛，头晕，思维模糊，腹泻，便秘，恶心或反胃
冲动	移开视线，退缩，转移注意力	关视频，放弃

第三部分

进阶水平的刻意练习

这一部分介绍了三个进阶水平的刻意练习训练方案。这些练习比第二部分的前三个练习要难得多，主要表现在两个方面：

1. 这些练习使用更困难的、更能唤醒情绪的刺激物。
2. 这些练习的目的在于推动你稍稍越过你的心理体能阈限，这样你就可以修炼自己下调反应和自我恢复的内功了。

这些练习必须在你完成了第二部分的三个练习之后才能开始。

- **练习 4：自我恢复练习。** 在这个训练中你将练习自我恢复的技术，即你遇到超出你的心理体能阈值的情境时，下调你的反应，并与来访者重新建立联结。

- **练习 5：使用难易交替训练，发展你对特定刺激的心理体能。** 这个练习聚焦于你个人的心理脆弱性。这是一种真正的心理体能锻炼，也可能是让你感到最难的练习。

- **练习 6：量身定做你自己的刻意练习。** 为了让你的刻意练习有效，它必须：（a）针对有用的技能和能力，（b）比你现有的能力难一点点，（c）在正确的模拟环境中进行，以及（d）具有精准的难度水平，既让你感到尽力坚持有些困难，但又不会使你受伤。这个练习将帮助你针对这些因素，量身定做你自己的刻意练习。

这三个练习都涉及情感的脆弱性，所以要保证你做这些练习时的环境设置是让你觉得安全和舒适的。也许你希望独自在私人环境中进行这些练习，或者你也许想跟其他人一起来进行这些练习。无论哪一种，你应该选择适当的练习环境。练习环境的设置与边界有关，这个议题将在第十四章和第十五章进行更详细的讨论。

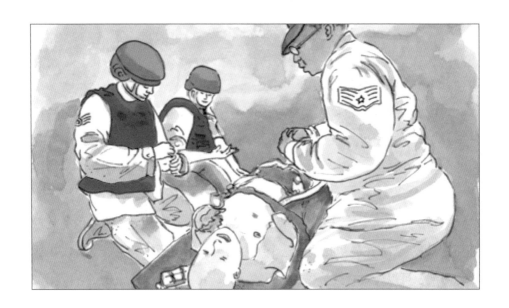

第十章

练习 4: 自我恢复练习

这个练习的两个目标是：

1. 提高你的内在技能，从而帮助你在感到超越自己的心理体能阈值时，下调自己反应。

2. 提高你的人际技能，使你和来访者重新建立联结。

第一次进行这个练习可能需要 30 ～ 60 分钟。你会用到本章末的《刻意练习记录表》。你在最初几次做这个练习时可能会感到比较困难，所以在独自练习前，可以先观看教学视频。

练习 4：自我恢复练习

第一步：选一个视频刺激。

第二步：观看视频。

第三步：使用自我调节技术。

第四步：练习与来访者重新建立联结。

第五步：评估练习难度并重复。

第六步：观看冷却视频。

教学视频请扫描本书勒口处的二维码获取。

第一步：选一个视频刺激

选一个 3 ～ 5 分钟长度的视频。所选视频的难度大约在 7 ～ 8 之间。这个练习最好选择你觉得很有困难的一节真实治疗的录像。如果你有这样的录像，就从你觉得最困难的或者你的反应最强烈的那个片段开始练习。如果你没有作为治疗师的录像，那么可以选择那些唤起你强烈情绪反应的视频剪辑。附录 C 中提供了一些范例供你参考。

第二步：观看视频

一边观看视频，一边注意观察你的内在反应。用《刻意练习记录表》做指导。如果你在"太难"分类中标记出任何一种回避反应，那就可能意味着这个视频刺激对你来说太强了。对严重或难以应对的羞愧、尴尬或自我怀疑，你需要保持格外的觉察。在这种情况下，请返回第一步，选择一个情绪唤起较弱的视频。播放视频，直到你观察到一个强烈的回避反应，然后进入第三步（不要暂停播放）。

第三步：使用自我调节技术，直到你平静下来

继续播放视频。在视频播放过程中，使用下面两种自我调节技术：

1. 盯着视频中来访者或者视频人物的两眼之间的鼻梁。继续听对方说话，但尽量聚焦在他 / 她的鼻子，不要看他 / 她的眼睛。
2. 慢慢地数到十，你可以用手指帮助你数数。在这个过程中，保持深呼吸。

一边做练习，一边观察你的内在状态。这个练习的目的是帮助你感到更平静、更踏实，以及和物理环境保持联结。请注意，在你使用这些自我调节技术的时候，保持视频连续播放，不要暂停。当你数到十的时候，评估一下你是否感到平静了。如果你觉得确实是平静的，进入第四步。如果没有，那么重复本步骤，直到你平静下来。

第四步：练习与来访者重新建立联结

暂停播放。现在，你将练习工作同盟聚焦技术，即与你的来访者重新建立联结。这些技术基于博尔丁（Bordin，1979）的工作同盟模型，即治疗的工作同盟包括三个组成部分：与来访者在治疗目标上达成一致、在治疗任务上达成一致、与来访者建立情感联结。试着对着你的录像大声说出下面的三句话：

1. 我们可以核对一下吗？现在你觉得我们工作的首要目标是什么？
2. 我们正在做的事情你觉得是有用的吗？我们是否需要尝试一些其他的东西？
3. 现在，你对我或者我们的治疗，有什么反应吗？

第五步：评估练习难度并重复

回答《刻意练习记录表》上的三个问题。它们将帮助你评估这个视频是否唤起了你适中强度的反应。本练习的最佳视频，是那些让你感到难度在7～8之间的视频。如果觉得这个视频太难了，那就选一个情绪唤起强度较低的视频。

现在，从第二步开始，重复这个过程。当你觉得无法再从这个练习中获益时，就可以停止练习。这个过程一般需要 15 ～ 20 分钟。

第六步：观看冷却视频

选择一个 2 ～ 3 分钟的小视频，让你感觉好玩、温暖、有趣的即可，作为冷却视频。观看冷却视频并观察你的反应。附录 C 有一些供你参考的冷却视频范例。

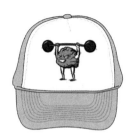

恭喜！

你又完成了一个培养心理体能的刻意练习。快给自己一些奖励吧。认识到进步是刻意练习很重要的组成部分。

这个练习的常见问题

在我们开始下一个练习前，先来看一看这个练习中的常见问题。

问题一：如果我跟不上视频中人物的对话，怎么办？

努力不要去跟随视频中人物的对话。记住，你只是把视频当作一个练习中使用的心理刺激，它并不是对治疗过程的准确模拟。以此类推，想一想网球运动员是怎么使用机械投球装置练习发球技能的，或者钢琴家是如何反复练习基本音阶的。练习的目的并不是模仿常规的治疗流程，而是经过多次重复练习，来锻炼你的耐力。这些重复练习也让你尝试新的行为，在你和真实的来访者面谈之前尽可能多地修正你出现的错误。初次进行练习时你可能会觉得怪怪的，因为这种刻意练习与传统的临床训练不一样。

问题二：我可以使用不同的与来访者建立联结的话语，或者使用不同的自我调节技术吗？

可以！你可以试着对视频说出不同的、与来访者建立联结的话语，或者使用不同的自我调节技术。刻意练习的目标之一是给你足够的试验空间，让你去发现适合你的治疗风格，所以即兴发挥很重要！

问题三：如果我的视频刺激物是电影剪辑，那么我应该看谁的双眼间的位置？

如果你正在观看电影剪辑，镜头可能会在不同的人之间切换。你只需要看着出现在屏幕上的那个人的双眼间的位置。你在练习通过打破眼神交流，来减少心理刺激（眼睛）对你的影响。这可以帮助你学会如何下调自己的反应。

刻意练习记录表

姓名：_____

日期：_____

练习：_____

视频刺激：_____

记录：_____

#1: 你和你的内在体验有什么关系?

完全在当下 ←——————————→ 完全疏远了

#2: 练习的时候挑战程度如何?

0　1　2　3　4　5　6　7　8　9　10

太容易　　　　　　适中　　　　　　太难

#3: 练习的时候你有什么反应? 把它们圈出来

	适中的挑战	太难的挑战
想法和情绪	焦虑；挫折；烦恼；恼怒；失望；可控制的自我评价，羞耻，尴尬，自我怀疑；可管理的愤怒，悲伤，内疚，渴望	绝望；无助；严重的自我评价，羞耻，自我怀疑；极度愤怒，悲伤，内疚，渴望
身体反应	身体紧张，叹息，咬紧牙关，握紧拳头，浅呼吸/屏气，口干，心率加快	偏头痛，头晕，思维模糊，腹泻，便秘，解离，恶心或反胃
冲动	移开视线，退缩，转移注意力	关视频，放弃

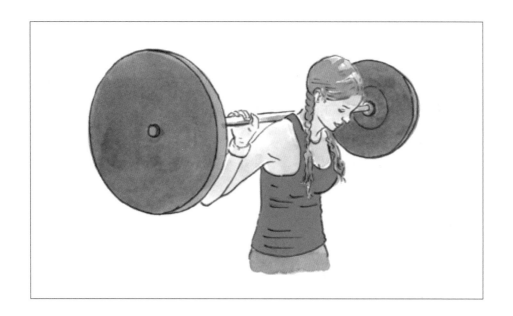

第十一章

练习 5：使用难易交替训练，
发展你对特定刺激的心理体能

在本练习中，我们将通过快速进行困难和容易刺激的交替练习来拓展你的心理体能。这是一个真正的心理体能的训练。

这个练习的目的是：

1. 提升在不同心理状态（从僵化的状态，到感到充满力量的状态）之间转变的能力。

2. 增强心理灵活性。

3. 提高对内在状态的自我觉察能力。

4. 提升自信和心理复原力。

5. 减少羞耻、尴尬和自我怀疑。

6. 减少对你自己内在心理状态的恐惧。

第一次做这个练习需要 30～60 分钟。你将使用本章末的《刻意练习记录表》。这个练习在前几次可能会使你感到很棘手，所以请在自己动手练习前，先观看教学视频。

需要提醒的是，这个练习比之前的其他几个练习更容易引起情绪上的脆弱感受，所以务必确保自己处在一个安全和舒适的环境中进行练习。

练习 5：使用难易交替训练，发展你对特定刺激的心理体能

第一步：选一个困难的和一个容易的视频刺激。

第二步：在观看困难视频前，先留意你的反应。

第三步：观看一小段困难视频。

第四步：使用容易视频，来下调你的反应。

第五步：调整视频的强度水平。

第六步：重复这个过程直到练习结束。

第七步：观看冷却视频。

教学视频请扫描本书勒口处的二维码获取。

第一步：选一个困难的和一个容易的视频刺激

从难易程度不同的视频中各选一个视频：

- 困难视频——这个视频刺激物可以唤起你最强烈但仍可以忍受的反应。它可以是你最具挑战的个案中的某一个治疗录像，也可以是电影、新闻或政治辩论中的视频剪辑。对这个困难视频的难度打分应该在 8 左右。请注意，视频刺激物不一定非要是关于消极情绪的，如愤怒、感到困难等；很多人发现带有强烈积极情绪的视频，如爱、温柔或性的欲望，也是非常具有挑战性的。

- 容易视频——选择一个令人感到好玩、有趣、积极和充满活力的视频。音乐视频通常是比较好的选项。

附录 C 中提供了一些视频范例供参考。选择视频是高度个人化的；你可能会也可能不会被这些视频剪辑唤起反应。

第二步：在观看困难视频前，先留意你的反应

先不要播放视频。相反，在播放困难视频前，请花 30 ～ 60 秒的时间，留意一下你预备观看这个视频时，有什么样的内在反应。在《刻意练习记录表》上标出你的反应。如果在"太难"分类中有一到两个以上的反应，那么就考虑换一个容易一些的视频刺激。

第三步：观看一小段困难视频

观看困难视频 15 秒，同时监控你的内在反应。检查一下你是否能注意到至少一种"太难"的反应。如果没有，继续观看，同时监控你的内在反应。当你注意到至少有一种"太难"的反应时，停止观看。在练习表上标出你的反应。尽量观察到至少五个不同的反应，以下每个类别中至少有一个：（a）想法和情绪，（b）身体反应，（c）冲动。

第四步：使用容易视频，来下调你的反应

迅速地转换，并观看在第一步中选取的容易视频。观察你的内在反应，但不需要记录在练习表上。这个视频将会使你从困难的内在状态慢慢转换成愉悦、有趣、好玩的状态。在你获得这种积极的内在状态后，继续观看容易视频至少 30 秒。尤其是要确保不再感到在第三步中感受到的任何"太难"的内在反应。

第五步：调整视频的强度水平

现在，评估一下你是否需要更换视频，不管是困难的视频，还是容易的视频。如果困难视频没有引发任何"太难"的反应，那么考虑选择一个更有难度的视频。如果容易的视频没有帮助你调整好情绪，那么也要考虑选择一个更好玩、更有趣或更吸引人的视频作为容易视频。

第六步：重复这个过程直到练习结束

从第二步开始重复。当你感觉无法从练习中再获益时，结束练习。这个过程可能只需要 5 ～ 10 分钟。

第七步：观看冷却视频

选择一个 2 ～ 3 分钟的视频，这个视频应该好玩、温暖又有趣。观看的过程中观察你的反应。附录 C 中也有一些供你参考的冷却视频。

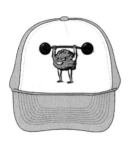

恭喜！

你完成了一个非常具有挑战性的刻意练习。给自己一个奖励吧！

这个练习的常见问题

在开始下一个练习前，让我们先看一看关于这个练习的一些常见问题。

问题一：这个练习是如何帮助我成为更有效的治疗师的？

为了与来访者保持准确的同调和共情，我们必须能够忍受来访者在我们内在唤起的痛苦体验（Elliot et al.，2011；Hatcher，2015）。这个练习通过提高你的内在技能和对自己不适感的耐受所需要的心理体能，来帮助你成为更有效的治疗师。

问题二：如果我无法做到主动参与练习，该怎么办？

这个练习锻炼你用一种主动的、自我安慰的方式，来回应自己的不适感。在练习过程中，尽你所能地保持这种主动参与的态度来应对自己的不适感，而不是消极地忍受它们。我们不是简单地把自己暴露在不适的状态中；相反，我们正在训练自己，在我们感到不适的时候，能够主动地照顾自己。被动忍受我们的不适感是无济于事的！让你从练习中获益的是你和你的内在状态之间有力量的关系。

问题三：如果我对做这个练习感到害怕，怎么办？

如果你害怕做这个练习，那就从唤起程度更小的视频刺激开始。随着你的心理体能逐步加强，你可以慢慢地增加视频刺激的强度。刻意练习的最佳方式就是采用小步渐进的策略。

问题四：如果我感觉到很多羞耻、尴尬或自我怀疑，怎么办？

在本手册的所有练习中，这个练习最可能引起羞耻、尴尬和自我怀疑。这些反应是正常的，也是很常见的，就像运动员经过艰苦训练后，变得大汗淋漓或气喘吁吁。如果这些反应是可控的，你应该继续练习。如果羞耻、尴尬或自我怀疑的感受很严重或难以掌控，那么你需要选择一个更容易的视频进行更为简单的练习。

刻意练习记录表

姓名：_____

日期：_____

练习：_____

视频刺激：_____

记录：_____

#1: 你和你的内在体验有什么关系?

完全在当下 ← ⋯⋯⋯⋯ → 完全疏远了

#2: 练习的时候挑战程度如何?

0　1　2　3　4　5　6　7　8　9　10

太容易　　　　　适中　　　　　太难

#3: 练习的时候你有什么反应? 把它们圈出来

	适中的挑战	太难的挑战
想法和情绪	焦虑；挫折；烦恼；恼怒；失望；可控制的自我评价，羞耻，尴尬，自我怀疑；可管理的愤怒，悲伤，内疚，渴望	绝望；无助；严重的自我评价，羞耻，自我怀疑；极度愤怒，悲伤，内疚，渴望
身体反应	身体紧张，叹息，咬紧牙关，握紧拳头，战战兢兢	偏头痛，头晕，思维模糊，腹泻，便秘，解离，恶心或反胃
冲动	浅呼吸/屏气，口干，心率加快；移开视线，退缩，转移注意力	关视频，放弃

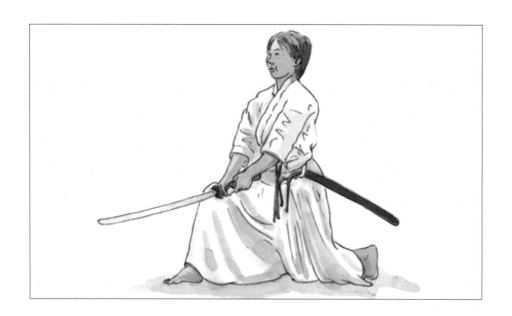

第十二章

练习 6：量身定做你自己的刻意练习

为了让刻意练习有效，它必须：（a）针对有用的技能和能力，（b）所练习的能力比你现有的能力难一点点，（c）在正确的模拟环境中进行，以及（d）具有精准的难度水平，既让你感到尽力坚持有些困难，又不会使你受伤。在你训练和能力发展的过程中，这些变量是不断变化的。因此，手册中的练习被设计得易于调整。最好的练习则是你的督导师或顾问为你量身定制的练习。

本章向你介绍，如何针对你个人的心理体能阈值，为自己量身定制刻意练习。我们采用以来访者为中心的方法，这意味着我们将利用你的临床案例，来评估你的阈值。

第一次进行本练习大约需要 45 ～ 60 分钟。你将会使用到本章末的《刻意练习记录表》和《定制刻意练习表》。附录 B 提供了这份表格的副本，供你使用。

练习 6：量身定做你自己的刻意练习

第一步：找到一个案例。

第二步：选择一个练习和刺激物。

第三步：练习，并调整练习，使之更适合你。

第四步：重复以上步骤。

第五步：观看冷却视频。

教学视频请扫描本书勒口处的二维码获取。

第一步：找到一个案例

选择一个现在正在进行的，或者过去的一个案例，这个案例把你的心理体能推到阈值。也就是说，在这样的一个案例中，当你感到不舒服时，你失去了安住于当下的能力，无法与来访者保持同调，也无法保持心理上的灵活性。下面的方法可以帮助你识别这类个案：

- 常规疗效监测数据
- 你自己和你的督导师或顾问做出的临床判断
- 你与来访者工作时，主观上感受到的难度

第二步：选择一个练习和刺激物

选择练习时，可以先从本手册中的前五个练习开始：

练习1：观察你对令人不适的心理刺激物的反应

练习2：更精确地控制你的注意力

练习3：观察你自己的反应的同时，帮助来访者参与到治疗过程中

练习4：自我恢复练习

练习5：使用难易交替训练，发展你对特定刺激的心理体能

选择一个练习用的刺激物。以下是一些常用的刺激物：

- 你和来访者工作的录像——这是我最喜欢的刺激物，因为它最准确地代表了治疗的情境。
- 电影、电视或其他视频剪辑——当你没有与来访者工作的录像时，这些视频就很有用。
- 临床角色扮演——你的同事、顾问或者督导师可以扮演你的来访者。

角色扮演能成为很有效的刺激物。它的一大好处是，你可以请求扮演者调整所扮演的治疗情境的难易程度，从而很容易地调节刺激物的强度。角色扮演的一个坏处则是，它可能很复杂而且很难学习。此外，有些人在角色扮演时会感受到极度焦虑。我接触到的四分之一或更多的受训者、治疗师和顾问，曾经报告说角色扮演会引起太多的焦虑，以至于难以起效。因此，我仅仅把角色扮演当作一个备选刺激物。

第三步：练习，并调整练习，使之更适合你

使用你在第二步所选择的练习进行训练。重复练习 3 ～ 5 分钟。在《刻意练习记录表》上记下你体验到的难度和你的反应。

当你完成了 3 ～ 5 分钟的练习后，暂停下来，想一想你要怎样定制属于你的练习。定制练习的方法包括：

- 对着视频大声说出你的内在体验（"我感到紧张、犹豫或者抗拒"）。
- 用一种好玩的方式，比如用傻乎乎的声音或者尖着嗓子说话。
- 对着视频大声说出你的愿望（"我希望我能更多地帮助你"）。
- 更换视频。
- 另外选择一个练习。
- 对着视频说出你的恐惧（"我很担心我不能帮到你"）。
- 增加或减少你练习的频率。
- 在与视频交谈前，暂停 3 ～ 10 秒。利用这个时间观察你的内在体验。
- 在与视频交谈时使用尽量少的话语。

记住，定制练习的目标是：
- 练习的难度应在 5 ～ 8 之间。

- 练习应该让你感到新鲜、丰富、对你有所帮助，让你对自己有所发现。
- 练习应该能让你体验到，当你有不舒服的感受时，你的安于当下、与来访者保持同调的能力和灵活性正在提升。

第四步：重复以上步骤

重复第三步，至少五次。在《刻意练习记录表》上标记你的反应。

第五步：观看冷却视频

正如体育锻炼那样，心理体能的刻意练习也应包括一个冷却阶段，这也很重要。冷却视频应该有 2～3 分钟，或者更长一些，它令人愉快、有趣而又充满能量。音乐视频常常有这样的功效。

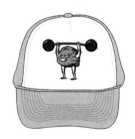

恭喜！

你已经完成了最后一个心理体能的刻意练习！奖励自己吧！

这个练习的常见问题

让我们看一看，这个练习中有哪些常见的问题。

问题一：为什么这个练习的过程会使人感到如此具有挑战性？

很多受训学生、治疗师和心理治疗的顾问都会发现，为你自己量身定制练习是最具挑战的刻意练习。一般需要几个星期或者几个月的练习和尝试，才会熟悉和适应这个过程。不要在一开始就担心你做得是否完全正确。相反，请尝试着去试验不同的练习方式，并且在这个过程中寻找乐趣。

问题二：有没有什么办法可以让这个过程简单一些？

如果这个练习过程让你感到不堪重负或者十分困惑，聚焦于下面两个简单的问题来帮助你简化流程：

1. 你是否感觉这个练习难度适中（既不太容易，也不太困难）？
2. 你是否感觉这个练习有用？

你可以用这两个问题不断地评估你的练习，并且指导你量身定制你自己的练习。

问题三：我怎么知道我是不是做对了？

好问题！我们不应该假设刻意练习就是有帮助的。研究表明，不正确的刻意练习没有帮助（Ericsson & Pool，2016）。因此，你需要不断地评估你的刻意练习是否有效。第十三章中会讨论这个话题。

刻意练习记录表

姓名：＿＿＿＿＿＿＿＿＿

日期：＿＿＿＿＿＿＿＿＿

练习：＿＿＿＿＿＿＿＿＿

视频刺激：＿＿＿＿＿＿＿

记录：＿＿＿＿＿＿＿＿＿

#1：你和你的内在体验有什么关系？

完全在当下 ←————————————→ 完全疏远了

#2：练习的时候挑战程度如何？

0　1　2　3　4　5　6　7　8　9　10

太容易 ←———— 适中 ————→ 太难

#3：练习的时候你有什么反应？把它们圈出来

	适中的挑战	太难的挑战
想法和情绪	焦虑；挫折；烦恼；恼怒；失望；可控制的自我评价，羞耻，尴尬，自我怀疑；可管理的愤怒，悲伤，内疚，渴望	绝望；无助；严重的自我评价，羞耻，自我怀疑；极度愤怒，悲伤，内疚，渴望
身体反应	身体紧张，叹息，咬紧牙关，握紧拳头，战战兢兢；浅呼吸／屏气，口干，心率加快	偏头痛，头晕，思维模糊，腹泻，便秘，解离，恶心或反胃
冲动	移开视线，退缩，转移注意力	关视频，放弃

定制刻意练习表

姓名：_____   日期：_____

	视频刺激物	练习	难度	反应
第一遍 （3～5分钟）				
第二遍 （3～5分钟）				
第三遍 （3～5分钟）				
第四遍 （3～5分钟）				
第五遍 （3～5分钟）				

第四部分

训练策略

在手册的第四部分，我们将探讨如何维持和强化你的刻意练习。

- **第十三章：追踪你的进步**。本章探讨了为什么要在刻意练习中追踪你的进步，以及如何追踪你在刻意练习中的进步。

- **第十四章：常见挑战和解决方案**。根据来自世界各地的临床治疗师使用刻意练习的经验，本章探讨了你在刻意练习中可能会遇到的常见的挑战，并提供如何应对这些挑战的建议。

- **第十五章：治疗师的个人发展**。本章探讨刻意练习、临床督导和治疗师的个人体验之间的异同。

- **第十六章：展望**。本章回顾了这本手册的目标，并且讨论了在心理健康领域，为了使临床培训更加有效，我们下一步该做些什么。

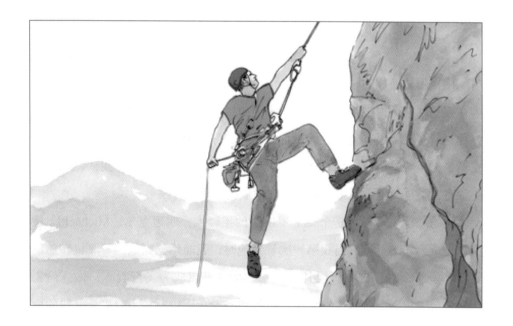

第十三章

追踪你的进步

住在阿拉斯加的时候，我学会了飞机驾驶。这是我原本未曾想到的，因为在搬到阿拉斯加中部之前，我从未考虑过成为飞行员。但是，阿拉斯加有一种对所有人都很有包容性的飞行文化。也许是因为这片土地如此广袤而且充满乡村风味，居民们拥有并驾驶小型飞机的现象非常普遍。我认识的一对夫妇有三架小飞机，其中一架就停在他们的前院。

我的一位飞行教练是个二十岁出头的年轻人，叫迈克尔（Michael）。迈克尔是个天才飞行员。当我第一次看到他时，我能感觉到他围着飞机转悠的时候，是那么悠然自如。他其实在一开始并不想成为飞行教练，做这份工作只是为了积累飞行时数，来帮助他得到一份在阿拉斯加飞行更长航线的商业飞行员的工作。尽管如此，他仍是一位真正的好教练——专心致志、富有耐心和充满支持，并且全面细致。由于我并不具有飞行学员的天赋，他的这些特质就显得尤为重要。我不注意细节，也很容易分心。更糟的是，我对物理没有一种天然的感觉。这是一个问题，因为物理学解释了飞机是如何飞行的。如果你不懂物理，那么你就无法预测或纠正飞行中的错误。

在我们进行防止失速的训练时，我在物理上的困难表现得最为明显。失速是指飞机的机翼无法产生足够的升力，导致飞机无法保持飞行的状态。简单地说，如果飞机失速时间过长，它就会打转、掉下来，然后坠毁。这个过程涉及一个复杂的物理公式，其中包括机翼角度、飞行速度、飞机的重量、风向和其他因素。

迈克尔很快发现我在失速训练中存在问题。当我应该向下推飞机操纵杆时，我却一直拉起它，而这样的操作让失速更严重了。每当飞机就要失速时，它就会发出尖锐的警告声，这又增加了我的紧张感。幸运的是迈克尔就坐在我的边上，手里抓着他自己的操纵杆，所以他会把飞机救起来，我们才没有一头扎到地上。

我们着陆后，我又紧张又泄气。我问他，我还有希望成为一名飞行员吗？令我惊讶的是，他很乐观。"别担心，我们已经有一些训练可以帮你解决这个问题。"

原来我不是第一个在物理上有困难的学员。针对需要额外帮助的学员，飞行员培训中心的教程中有专门的培训项目。"我们明天见，让你重返蓝天。"他说。

第二天早上，迈克尔宣布："今天我们练习'失速'。练习很多次。如果你练习得足够多，你就会培养出在失速发生的时候，保持自我觉察和控制的能力。"

在我们飞往当地训练区域的时候，他解释了这个过程："你要故意让飞机处于失速的情境下，然后用正确的方式把飞机拉起来。我们将大概花 1 小时的时间，重复练习这个过程。"

第一个 10 分钟过得非常艰难。我总在犯错。但是，尽管我很害怕，在重复了三四十次之后，我开始掌握了窍门。令我高兴的是，最后 10 分钟我完全靠自己，正确地处理了失速故障。我们飞回机场，安全降落。

当我们走下飞机时，迈克尔说："我们还要花上几天的时间，重复练习这个过程。当你感觉足够熟练了，那么你就可以在我不在你身边的情况下，再独自进行数小时的失速练习。你的身体将学会自动化地处理失速。甚至你在睡梦中都能让飞机从失速故障中恢复过来。"

我很开心地告诉你们，迈克尔的训练计划行之有效。跟着他进行了几天失速训练后，我独自飞行练习了一阵。我花了几小时在天上飞来飞去，故意失速又马上恢复。随着对技能的信心逐渐提升，我甚至开始欣赏尖锐的失速警告声了。

一周后，迈克尔和我一起进行了一次飞行训练，并评估了我的进步。

他笑着说："恭喜你，你成功了！"他显然很满意。而我对自己感到非常骄傲！

这本手册采用了与迈克尔帮助我进行飞行训练一样的训练技术，把它运用到你作为治疗师的训练中。你希望自己即使在最困难的治疗情境中，仍能保持积极、同调、自信和控制感。那么重复刻意练习的设计目的，就是帮助你学会自动化地应对这样的情景，这样你和来访者工作时，治疗才能最为有效。

在这个训练项目中追踪你的进步

如果这个训练项目起作用了，你应该可以在几次训练中就看到结果。你可以追踪一下自己在两个主要领域内的变化：个人发展和来访者疗效。

个人发展

这个训练项目聚焦于治疗师在以下几方面的内在技能：

- 培养你的心理体能，也就是当你感到不适时，能够安于当下，拥有与来访者保持同调的能力和灵活性
- 提高你的心理灵活性，尤其在面对不适感时
- 提高你对自己的心理／内在状态的觉察
- 提高你的心理自信和复原力
- 减少你的羞愧、尴尬和自我怀疑
- 减少你对自己心理／内在状态的恐惧
- 提高你在不同心理状态（例如：从呆若木鸡般的不知所措，到积极活跃地帮助来访者参与治疗进程）之间转换的能力

另外，你需要在下面这些方面，看看自己是不是有进步：

- 对自己心理体能的觉察有所提高，这包括：

1. 对那些把你推到超越你心理体能阈值的刺激情境有更高的觉察（例如，愤怒的来访者或与来访者在多元文化方面的差异）。

2. 当你正在接近或超过自己的心理体能阈值时，你更加容易意识到这一点。

- 心理复原力有所提高，这包括：

1. 熟练掌握多种心理自我调节技巧（使自己平静下来）。

2. 从不适状态恢复到平静状态的时间更短。

3. 在因体验式回避导致与来访者的联结断开后，能熟练地与来访者重新建立联结。

4. 从非常强烈的刺激中恢复的信心有所增强。

除了临床工作，很多受训者报告，这些练习也给他们的个人生活带来了益处。例如，曾有学员告诉我，这些练习帮助他们在人际关系中，有更多的自我觉察、自信和回应性。

来访者疗效

衡量刻意练习有效性的理想标准是来访者疗效，这可以体现在对以下问题的回答上：

- 你的来访者脱落率减少了吗？
- 你的来访者中出现情况恶化的是不是越来越少了？
- 是否有更多的来访者在改善中？

来访者疗效可以用多种方法来衡量：

- 定量法——也被称为常规疗效监测（routine outcome measurement，ROM），基于来访者反馈的治疗（feedback informed treatment，FIT），在基于对来访者进行持续评估的基础上提供服务。一篇最近的文献找到了大约 50 种不同的疗效测量工具[*]（Lyon，Lewis，Boyd，Hendrix，& Liu，2016）。

- 定性法——例如调查、访谈和研究性的方法。麦克劳德（McLeod，2017）的一篇综述介绍了这些临床实践中常使用的定性方法。

可是，通过监测来访者疗效是否提高来评估你在刻意练习中取得的进步，这并不容易。因为在来访者疗效中，很多是由于来访者自身的原因，而不是由于你作为治疗师的有效性（Bohart & Wade，2013）。这意味着，在几年内，每年你都需要积累 30 ~ 50 名来访者的数据，才能显示有意义的变化。而且，如果你的来访者的人群特点发生变化——如果你搬家或者临床侧重有所调整——你的疗效监测就得重新来过。例如，我频繁搬家，这就使得来访者疗效监测并以此来追踪我个人职业上的发展成为极具挑战的事情。虽然我觉得我在进步，但我更希望有数据来证明这一点。

现实的期待

我们需要对刻意练习的结果抱有现实的期待：

- 我们不应该期待刻意练习会降低心理刺激对我们的影响。相反，我们应该期待我们的自我觉察能力和自我恢复能力会因刻意练习而提高。

---

[*] 更多疗效测量的相关资料，包括书籍、文章和疗效追踪软件等，请联系"万千心理"编辑部（联系电话：010-65181109）获取。——译者注

- 我们不应该期待刻意练习能减少我们在面对来访者的体验时所感受到的情绪上的脆弱性。事实上，刻意练习的目的是增强我们面对自己脆弱性的能力，这样，当来访者有更深层面上的困扰时，我们仍能与他们保持联结。刻意练习训练我们在体验到情感脆弱的时候，能感到更安全和自信。

- 我们不应该期待所有的来访者都会获得改善。相反，我们的目的是面对更大范围的来访者，逐步地提高我们作为心理治疗师的效能。

刻意练习的有效性

临床研究和来自世界各地的治疗师所报告的经验都表明，刻意练习在心理治疗师临床培训的有效性上非常具有前景（Chow et al.，2015；Hill et al.，2018；Kivlighan，Adams，Obrecht，& Rousmaniere，2018；Kline，Lu，Brady，Keum，& Ireland，2018）。然而，其他领域的研究表明刻意练习并不总是有帮助的（Ackerman，2014；Campitelli & Gobet，2011；Hambrick et al.，2014；详见 Rousmaniere，2016 的综述）。因此，我们不能假定心理治疗的刻意练习就是有用的，而是应该通过实证研究和临床实践结果，持续地寻找它有效的证据。

其他领域，诸如体育和音乐，花了几个世纪才发展出有效的培训方法。心理健康领域还很年轻，才一百多年。我们临床培训的主要方法和弗洛伊德在 20 世纪之初使用的方法仍然一样。因此，心理健康领域应该致力于研究和试验，力求发现针对心理治疗的独特挑战的刻意练习方法。

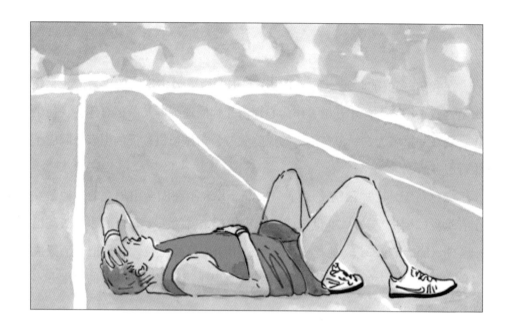

第十四章

常见挑战和解决方案

在我 20 多岁的时候，我打了很多零工、做了很多不同的事情，我是在做了这些工作之后，才开始了作为心理治疗师的训练。其中很有趣的一份工作是我在一家名为"绿色乌龟"的探险旅游公司做司机，提供国家公园巴士旅行服务。

绿色乌龟是由加德纳·肯特（Gardner Kent）在旧金山创立的，他是一个有远见的嬉皮士，从 20 世纪四五十年代开始就购买了几辆退休的灰狗巴士（Greyhound buses），他挖空了汽车，用床垫换掉座位，并且把车辆漆成绿色，配一个大大的乌龟标志。乌龟指的是巴士速度慢，有些车的速度开不到 88 千米 / 小时。

加德纳用这些车载着追求冒险的游客——通常是预算紧张的欧洲背包客——走上穿越全国的国家公园之旅。这个旅行奉行极简主义和共享风尚：每到晚上，游客们一个挨着一个躺在自己的睡袋里，像沙丁鱼一样紧紧贴在一起，整个旅行团一起做饭一起吃。这辆汽车就像车轮上的滚动派对，偶尔在公园里停下来让人徒步旅行，以及在超市添置些啤酒。

汽车旅行很受欢迎，因此加德纳扩张了他的生意，招募了更多的司机。司机培训有两大块内容：处理与游客有关的问题和处理与汽车有关的问题。与游客有关的工作对我来说轻松自如。我是一个善于和人打交道的人，乐于帮助游客玩得开心。但是，培训的另一部分，即与汽车有关的问题打交道，就没有那么容易了。我不是天生的司机或机械师。首先，我们必须学习如何安全驾驶 12 米长的汽车。仅学开车这一项，就让我比其他大部分学生花了更多的时间。然后，我们必须学习如何解决常见的机械故障，这一点很重要，因为汽车经常会在路上抛锚。司机们总爱开玩笑地说，每个三天付费旅行，游客们都将获得一天免费的奖励，因为这一天他们得在路边等车子修好再继续上路。

我发现最难的课程之一是学习在手动变速器上换挡。这些汽车都是有双离合器的，你需要在发动机转速和车轮转速同步时才能正确换挡。如果你没做对，变速器会发出可怕的摩擦声，好像它马上要从汽车里掉出去一样。经过大量练习，我学会了如何在平路上熟练换挡。我并不擅长换挡，换挡时离合器仍然会发出可怕的声音，但至少我能把挡位放在它们应放的位置。

我知道我应该更好地使用手动变速器换挡。但是，我并没有太大的动力去好好学习这项技能。坦白地讲，我更热衷于与人接触的这部分工作内容，诸如带领游客徒步旅行，尤其是那些欧洲女性，她们是常客。我对另一位司机学员说，我没有什么兴趣去更好地掌握换挡技术。他笑着对我说："好吧，那你就可以把音乐声调大，这样游客们就听不到换挡时难听的声音了。"

经过大约一个月的驾驶员培训，我通过了州商务长途大巴车驾照考试，拿到了驾照。我是个称职的司机了。但是，我还是没有掌握在手动挡车上顺畅换挡的窍门。我考试用的大巴车用的是自动变速器，所以考官看不到也听不到我在开手动挡车时，换挡有多么糟糕。

我希望在带队出发前可以多训练几个星期。但是，一天早上，我被一名分店经理的电话吵醒了，他告诉我说有一名司机生病了，因此我被指派接替他开车，要在那天早上的晚些时候出发前往优胜美地国家公园*。我既兴奋又紧张。

"你真觉得我准备好了？"我问道。

他犹豫了一下，然后回答说："可能吧。我们指定比尔（Bill）做你的领队司机。"

每次旅行都备有两名司机：领队司机和副驾驶。我松了一口气；比尔是

---

* "Yosemite National Park"，美国著名国家公园，风景险峻而秀丽。进入公园需要经过一段崎岖陡峭的山路。——译者注

一位经验丰富的领队司机，大家都知道他对新司机颇具耐心。

"对我这趟初次出车，还有什么建议吗？"我问道。

他说："别搞砸了。"

旅程的开头部分进行得很顺利。比尔对汽车做了机械预检，我负责安顿乘客。我把乘客们带上汽车，安置好行李，并且解释，到了晚上巴士车内是怎么变成一个睡觉的大通铺的。一切顺利。我开始对我的第一次开车旅行有了信心。

一小时后，所有乘客都高兴地坐在车上，开始相互认识。我告诉比尔，我们准备好了，可以出发了。他说："出旧金山的路很难走，我先开。我会开到特雷西（Tracy），在那里我们吃晚饭、加油。然后由你开到优胜美地。"

"太棒了！"我说。

比尔开车的时候，我就和乘客们打成一片。其中一位法国女游客叫萨宾（Sabine），格外友好。她问了我好些问题，我是怎么成为司机的，以及我给他们介绍的在优胜美地徒步旅行的路线，等等。我对即将到来的，将在优胜美地度过的周末感觉很好。

傍晚六点左右，我们到达了特雷西，吃了晚饭。晚饭后，比尔把我拉到一边查看地图。

他说："在 5 号州际公路上向东行驶，然后转入 120 号公路。大约走 110 千米，到达普利斯特格雷德（Priest Grade），之后前往优胜美地方向有一条很长的通道。这条通道比较陡峭，坡度达到 8%。记住，这辆大巴配置的是一个手动变速器，在遇到陡坡时需要特别小心。你得把挡位调整到恰到好处的位置，否则齿轮会磨得很厉害。你学过如何开手动挡车，对吧？"

我吓傻了，嘴巴发干得厉害。"当然，没有问题。"我撒了个谎。

当我开始开车的时候，天已经黑了下来。大部分游客已经在自己的睡袋里躺下了。但是，还有一些游客仍然清醒，待在车厢前面喝啤酒。萨宾决定我开车的时候不睡觉，陪着我。她就坐在我边上的一个木制折叠椅上，紧邻变速器。

　　我跟着比尔的指导开车，一切都很顺利：我开了音乐（声音轻轻的，这样乘客们可以安睡），萨宾和其他乘客边喝啤酒边聊着他们的旅行故事。然后我们到了比尔说的那条通道，开始上坡。当我把变速器向下调低一个挡位时，引擎突然发出可怕的摩擦声，坐在我边上的乘客都收了声。路越来越陡，我又向下调低了一个挡位，伴随着又一次可怕的摩擦声，我听到一位乘客深深地吸了一大口气，然后屏住了呼吸。萨宾担心地看着我。她用带着法国口音的腔调问："这汽车能行吗？"

　　我们在这个通道上爬行了 30 分钟，齿轮一直发出相互咬合的摩擦声。整个过程中，乘客们包括萨宾都没有说话，也许在等待汽车碎成几块。我不能把音乐声调高，因为有些乘客还在睡觉。我突然有了极大的动力，要回到店里去练习我的换挡技术。

最重要的因素

　　我在这里讲这个故事，也许是为了强调进行刻意练习所需要的最重要的一件事：动机。简单地做几个动作没有什么用处；只有付出努力，刻意练习才会有效。［关于这个话题更多的讨论，详见《心理治疗师的刻意练习》（Rousmaniere，2016）一书中第十三章所讨论的"聪明的顺从"。］为了加强你进行刻意练习的动机，请思考以下问题：

- 你为什么成为一名治疗师？
- 你想在多大程度上帮助更大范围的来访者？
- 如果你能帮助更多的来访者，你会更喜欢你的工作吗？

下面是在刻意练习中可能遇到的更多的挑战，以及建议的解决方案。

期 望 管 理

有些受训者和治疗师报告说，因为自己在刻意练习中进步不够快，而对自己感到失望。但是，专业发展是一个渐进的、长时间的过程。有时候进步很快，另一些时候又会慢下来。有时候，你可能会感到自己停滞不前，甚至在倒退。这都是很正常的，也是不可避免的。我的个人目标是平均每星期提高2%。但几年后，这将带来巨大的增长。

想一想自己在其他领域进行的训练，这对一些受训者和治疗师进行刻意练习也会有所帮助。例如，在音乐、体育或棋类方面领域进行的训练中，你的进步有多缓慢。心理治疗的挑战和复杂程度不会比这些领域更小。我们不应该期待我们在心理治疗上的进步速度比其他领域都更快。

保持主动参与，而非消极承受

也许在进行本手册的练习时，最关键的一点是记住：观看录像时，需要保持积极和主动参与的状态，而不是消极被动地承受视频刺激所带来的不适感。这些练习不是简单地让你被动地忍受不适感，相反，它们要求你主动地做一些不同的事情，提高你对各种不同刺激的自我觉察。如果你发现自己在做练习的时候变得消极起来，那么请检查一下是否发生了以下几种情况：

- 是不是视频刺激太难了？如果是，选择一个难度小一些的视频。
- 是不是视频刺激太容易了？如果是，选择一个更具有难度的视频。
- 你是不是用同一个视频进行练习了太多次，从而让你已经习惯或厌倦了？如果是，选择另一个视频。

- 还记得你为什么要进行刻意练习吗？如果忘记了，请回顾前页"最重要的因素"中的问题。
- 有没有人和你一起进行刻意练习，比如同班同学或同事？如果你总是一个人练习，那么要保持主动聚焦就会比较困难。看看能不能找一个可以一起练习的伙伴，在遇到特别挑战的治疗情境时，你们可以通过角色扮演来练习。

休息的重要性

每个人的动机都可能随着时间变来变去。但是，如果你觉得你刻意练习的动机被消磨得差不多了，不再有练习的动机了，那么我建议你休息一段时间。把注意力转到一些其他的事情上。找些第一类的乐趣：听一些你喜欢的音乐、让自己沉迷到你最喜欢的爱好里、做个让自己放松的徒步行走或骑行。对我而言，当我的练习动机被消磨得所剩无几时，我会去公园大大地兜一圈、听一首新曲子、和家人一起做饭，或者去健身房。有时候，在继续开始刻意练习前，我要花几天时间做这些事情，来给自己充个电。那些在自己的专业领域做得非常好的人，他们不仅仅是实践上的专家，他们其实也很擅长休息。

休闲娱乐

刻意练习是挺艰苦的，但有时候通过有趣好玩的方式进行，也可以使你获益（Scott Miller，个人交流，2017）。如果练习让你感到平淡无趣或死气沉沉，那么就换掉它。想一想你以前喜欢的电影或电视剧，这可以成为一个有趣的实验：重温你最爱的老电影或电视剧，看看它们现在会在你内心激发出什么样的心理反应。

边　　界

这本手册中的练习聚焦于心理治疗师在他们临床训练中的一个非常私人化的领域。探索你的心理体能和情绪情感上的能力，有时候会让你感到自己非常隐私的一部分被触及，让你感到脆弱。这个过程中，治疗师通常会体验到羞耻、尴尬和自我怀疑。因此，你需要确保你在练习时，感到自己是安全的。刻意练习必须在有适当边界的环境下进行，避免让它变成你的个人治疗。在刻意练习中，你必须拥有这样的最终决定权，决定对你的督导师或顾问说些什么或者不说什么。

记住，刻意练习训练的目的是扩展你的自我觉察和心理体能。你的督导师和顾问并不需要了解你内心世界的点点滴滴才能帮助你进行刻意练习。我们将在第十五章详细讨论刻意练习和你的个人治疗之间的区别。

对你的督导师或顾问的复杂的反应

回想一下你在其他领域曾经做过的强化训练，比如体育或音乐。如果你的教练把你逼到了极限，那么你不可避免地偶尔会对他们有复杂的反应。这些反应并不代表他们做错了什么。事实上，这些反应可能是一种积极的迹象，表明训练具有足够的挑战性。

心理健康领域中的刻意练习也不例外。刻意练习的强化训练也不可避免地会激起你对督导师或顾问的复杂反应，例如沮丧、烦恼、失望或愤怒。在我给别人提供刻意练习督导和顾问的时候，我的受督者或者雇用我提供指导的人也常常对我有复杂的反应。如果他们没有这些反应，那么我就会怀疑我们的刻意练习是否具有足够的挑战性。督导过程包含了权力等级上的差异，也具有评价性，但是，我并不会因为这些就要求甚至期待他们和我分享他们的复杂感受。我对他们是否和我分享以及分享什么内容持有开放的态度，由他们来选择是否分享以及分享什么内容。同样，你的督导师或顾问都需要承认，你对他们也会有产生复杂反应的可能性。是否与你的督导师或顾问分享你的复杂情感一定是你自己的选择。

时间和精力

缺乏足够的时间和精力，这也是受训者和临床工作者常常报告的，在进行刻意练习时遇到的挑战。我们的时间表都已经被各种任务和必须做的事情塞得满满当当，仅仅为刻意练习留出了一点点宝贵的时间和精力。下面的一些策略也许能帮助受训者在时间表上安排出刻意练习的时间：

- 问问你的督导师，你花在刻意练习上的时间是否能被算作课程成绩的一部分。
- 请你的督导师利用一部分团体督导的时间进行刻意练习。（请注意，个人督导的时间至关重要，不应该为了刻意练习而牺牲个人督导的时间。）
- 问问你所在培训项目的负责人，你和某个顾问在一个学期里进行刻意练习，能不能以这种方式来修满你的一门选修课的学分。

以下策略也许可以帮助临床工作者在他们的日程表中找到刻意练习的时间：

- 省下参加专业发展研讨工作坊或会议的时间和金钱，把它们用在和一位顾问进行一对一的刻意练习的训练上。大部分工作坊和会议采用的都是被动学习的模式，研究表明，这种被动学习的模式对心理治疗师临床技能的发展是无效的（Taylor & Neimeyer，2017）。相比之下，和顾问进行一对一的训练，聚焦在你的临床个案和你需要发展的临床技能上，这将给你带来更有效的临床发展。

- 如果你是自己私人独立执业，请考虑在你的时间表上定一个刻意练习的时间。最好的时间是在一天的早些时候，头脑会比较清醒。

- 如果你在一家机构工作，可以请求你的领导给你留出进行刻意练习的时间，例如每周或者隔周一小时。

- 如果你花了大量的时间，非常详细地记录治疗笔记（这么做是否能使来访者获益或使你的专业技能得到发展，尚且存疑），那么请考虑简化你的治疗笔记，只记录那些对你提供治疗服务来说必须记录的，以及有助于你和其他专业人员有效交流的内容。你在治疗笔记上节省下来的时间，可以用于刻意练习，从而提高你的临床治疗技能和心理体能。

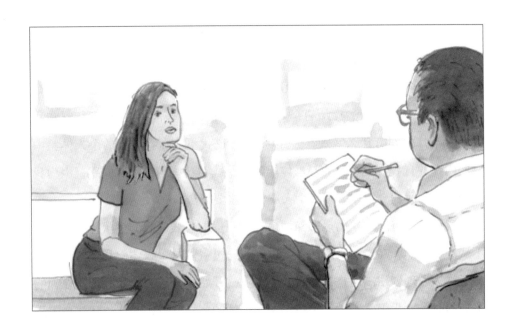

第十五章

治疗师的个人发展

在世界各地讲授关于刻意练习和训练心理体能的知识时，我遇到的一个最常见的问题是关于治疗师的个人体验的。我经常被问道，"刻意练习和我的个人治疗之间有什么区别？"，以及"难道我不能在我自己的个人体验中发展内在的自我，提高我的心理体能吗？"我对这些问题很有同感，因为我曾经也认为我的个人体验是我个人成长的主要方法。

我从小就有阵发性的焦虑和抑郁。十几岁的时候，我的症状恶化到不得不从高中辍学。在接下来的二十年里，我通过自己的个人体验和生活经历治愈了许多心理创伤。但是，在我三十多岁，开始接受成为一名心理治疗师的培训的时候，我仍然经历了一些焦虑和抑郁的症状。我担心这些症状会阻碍我成为一名有效能的治疗师。为了解决这个问题，我计划在我的内心世界和作为治疗师的工作之间划一条清晰的界限。换句话说，我希望能够将我个人的心理问题同我的临床工作隔离开来，然后用比我能赋予我自己的更多的同情、耐心和接纳来靠近我的来访者。其实，我心里一直在嘀咕这样是否行得通。但是，这个策略在一开始看起来很成功，这让我感到惊喜。

在我开始临床实践课，第一次面对面坐在来访者面前时，我能留意到的最初的一个感受就是，治疗师的角色对我有着强烈的积极影响。我感觉到自己更平静、更自信、更慎重、更稳定。作为一名治疗师，我在这个角色的帮助下把自己所有的心理资源集中起来。我很惊讶地发现深藏于我内心的心理力量。我可以为来访者提供的同情、接受和鼓励，远远超出了我曾经在自己身上体验到的。这给了我希望，我个人的心理问题也许不会影响我的工作。

另外，我注意到我的个人体验对我和来访者的工作也是有帮助的。（在研究生院的整个培训过程中，我都继续着我的个人体验。）我了解来访者的视角，也知道稳固的治疗关系至关重要。从我的治疗师那里，我学习到一些有效的治疗技巧，也从那些不怎么成功的治疗中，知道了哪些治疗技术并不那么有效。

但是，随着时间的推移，我开始发现，我从个人体验中获得的好处并不能帮助到我所有的来访者。事实上，作为一名治疗师的工作揭示了我自己在心理和情感上的脆弱性，它们之前隐蔽在一些角落中，不为我所觉察。

在我受训的前几年里，我的一位来访者就是一个很好的例子。他是一名十六岁的高中生，正在与焦虑和抑郁作斗争。他在学校的指导老师注意到他在逃课，于是就把他介绍过来。这名学生，我们称呼他为约翰，他是个天生就喜欢与人交往，非常合群的年轻人。他很聪明，幽默感很强，有一群好朋友。但是，他在女孩们身边却感到极度焦虑。尽管他非常想要和女孩约会，但是他的焦虑让他浑身僵硬、舌头打结。他的尴尬让他变得抑郁和退缩，于是他开始逃学。

当他的指导老师建议他来治疗时，他还是蛮接受的。我们很快建立了治疗关系。第一节治疗中，他告诉我他主要的目标是交到一个女朋友。他说，他一紧张焦虑，就变得手足无措，像僵住了一样，问我是不是能帮到他。我自信地回答说，我接受过治疗焦虑的训练，这些治疗方法都是有实证研究来支持的。约翰面临的挑战看起来相对简单和容易处理，尤其是与我的其他来访者相比，那些来访者可都经历了多种创伤，表现出混搭和复杂的症状。

我们的初始访谈进行得很顺利。我们讨论了一些策略，让约翰监控自己的想法，并且去尝试一些新的社交行为。约翰对这些策略表现出积极的反应。他认真地做了笔记，对此表示很乐观。然而不幸的是，在我们头几次治疗后，我们的工作却变得更加困难了。约翰不再完成我给他布置的治疗作业。他满脸愧疚地进入治疗室，告诉我他本打算做作业的，但是他太紧张了，而完不成作业只会让他对自己感觉更糟。他说："你给了我很好的建议，但我就是不能让自己去完成它们。"

一开始，我对他表现出支持。"不要对自己太苛刻了，"我劝他说，"这并不容易。"但是，当他的这种模式一星期又一星期地重复出现的时候，我感到自己越来越恼火。大约六次治疗后，我接到了他的学校指导老师的电话，说他逃课了一整天。在我们下一次治疗时，约翰承认他在床上待了一整天，而且开始有了自杀的念头。

我得到了约翰的许可，把我们的一节治疗录了下来，带给我的督导师看。她要求我快进到我教约翰一项社交技能的那一刻。当我们观看时，她问我："你在这里的语气中注意到了什么吗？"

我承认我的声音里带有明显的挫败感。"我不想承认，但是我对他感到很受挫。"

我的督导师说："你为什么对他感到很受挫呢？我看到你对其他症状更严重的来访者非常耐心。"

我犹豫了一下，不确定该怎么回应。老实说，我不知道为什么我会对约翰比其他来访者感觉更受挫。思考着这个问题的答案，我开始觉得不舒服，坐立不安。

我的督导师看到了，她问道："你现在不舒服吗？"

我点点头。

她说："这位来访者很明显激起了很多你的体验式回避反应和反移情。他扰动了你的心弦，不是吗？"

我看着她，不太确定。我感到尴尬。

我的督导师面带微笑，充满支持地看着我，继续说，"这并不是件坏事——这是所有治疗师都有的，所有人类共同的经验。我想强调的是，我并没有因此批评你；我在和我的很多来访者工作的过程中也有过这些体验式回避反应和反移情。但是，如果我们不小心，它们就会妨碍我们和来访者的工作。对你和约翰来说，这可能阻碍了你的能力，在他与他的焦虑做斗争的时候，这让你无法对他保持耐心和同调。"

当我的督导师说这些话的时候，我感到越来越紧张。我心里知道她是对的。约翰的生活反映了我十几岁时的经历。我同样曾与社交焦虑做斗争，尤其是在女孩身边时。和约翰一样，我觉得自己很糟糕，退缩，最后有了自杀的念头。

我的督导师说："一开始，看到自己的反移情时感觉会怪怪的。不过，久而久之你会习惯的。"

我沉默着，不知道该怎么进行下去。虽然我知道我的督导师指出我的反移情是对的，但我不想和她讨论我的社交焦虑的细节。

她可能看出了我的紧张。她说："你需要处理自己的反移情，才能帮助这些来访者。但是我们的督导不是处理它们的正确的地方。我们在这里必须有明确的界限，这样督导就不会变成你的个人体验。"

我松了一口气。"那我该怎么办？"

她回答说："你自己的个人体验是一个解决这个问题的好方法。"

治疗师的个人体验

研究表明，我的经历是很普遍的：很多治疗师都接受他们的个人体验。一份包括 17 个研究的综述发现，在超过 8000 位的治疗师中，有大约 75% 的治疗师接受过他们的个人体验（Norcross & Guy，2005）。和我一样，大部分治疗师都发现他们的个人体验对他们是有帮助的。另外一份综述回顾了 7 个这方面的研究，发现在进行个人体验的治疗师中，超过 90% 的人报告治疗对他们是有帮助的（Orlinsky & Ronnestad，2005）。

我的经验印证了这些研究。我接受个人体验，来应对我自己的问题，但同时，我也在帮助约翰应对他的问题。我向我的治疗师描述我的困境，他回答说："听起来像是一个很值得我们治疗时聚焦的议题。你想探索这个议题吗？"

我同意了，我们用了几节治疗去探索约翰在我内心激发出的不愉快的记忆。我发现这个过程对我本人来说非常治愈，也更丰富了我对我自己的了解。我对自己在十几岁的时候所经历的社交焦虑和退缩有了更深刻的理解和同情。

但是，我也发现了个人体验的局限。尽管它给我的个人生活带来了积极的影响，我和约翰的工作却没有什么改善。特别是，我仍然发现跟他在一起时我感到不耐烦和受挫，这可能会使我们的工作偏离正确的轨道。为什么会这样呢？

个人体验的局限

现在回想起来，我发现我的个人体验并没有充分地聚焦在我和约翰一起工作时，我需要提高什么。个人体验帮助我疗愈，作为一个人而有所成长。但是，为了更有效地和约翰一起工作，我需要把约翰当成一个刺激物，来更深入地磨炼我的具体治疗技能，培养我作为一名专业心理治疗师所需要的心理体能。换句话说，为了更好地帮助约翰，我需要培养我的心理体能，使我在体验到他在我内心激发的特定反应时，仍然能够和他保持同调、富有耐心和同情心。我的个人体验对此没有什么帮助，因为我的治疗师不会在我心里激起约翰会激发的那些反应。简单地说，我的治疗师是一个和约翰非常不同的刺激物。我们可以讨论我对约翰反应的记忆，但这是一个在大脑层面的、理智分析的学习过程，它无法帮助我培养我的心理体能，使我在体验到这些反应时，仍能与约翰保持联结。

这两个过程，一个是个人疗愈和自我成长，另外一个是获得专业技能和心理体能从而能提供有效的专业服务，它们非常接近但也有极大的不同。用其他领域的例子做个类比，就会帮助我们理解。比如，一位职业运动员有一处旧伤，如肌肉拉伤，她可能会去医生那里治疗，但她仍然需要带伤上场练习。同样，一名患有社交焦虑的即兴演员可能会发现，他的个人治疗并不能替代他的练习，即在能够激发起他面对观众时所体验到的、那种独特的压力条件下进行的即兴表演的练习。

在经历了我跟约翰在一起工作时的很多问题后，我认识到我需要在我的个人体验之外，找到另一种个人发展的方法。让我们回顾一下：

1. 我的内心世界影响我作为治疗师的效能。

2. 督导师或顾问可以帮助我觉察这些反应，但是，由于边界限制的重要性，他们无法帮助我治愈或处理这些反应。

3. 我的个人体验可以帮助我治愈或处理当我作为治疗师工作时被唤起的个人议题。这虽然这有助于我的个人成长和整体的生活满意度，但是它无法帮助我磨炼我在与来访者工作时感到有挑战的临床技能，也不能帮助我提高我的心理体能阈值。

我们的领域需要一种专注于我们专业工作的个人发展方法，它可以在提供适当安全边界的条件下，促进自我中深感脆弱之处得以成长和发展。

我通过采用刻意练习来实现这个目的。刻意练习让我可以针对我自己的心理体能的局限，进行深度的磨炼。这种局限是我作为专业心理治疗师临床工作时的独特挑战。刻意练习让我可以探索自己的心理深处，这是个非常脆弱的过程，但在这个过程中，因为有清晰的边界，所以我又可以感到很安全。换句话说，我的个人治疗帮助我疗愈和成长，刻意练习帮助我作为一名治疗师变得更加有效。

内在发展的三腿凳

在我整个职业生涯中，我使用的内在发展策略包括三个方法：我的个人体验、督导或顾问指导，以及刻意练习，如图 4 所示。出于现实性的考虑，我通常不会在同一时间同时采用三种方式。那太昂贵，也需要太多精力和太多时间。取而代之的是，我会在三者之间轮换，有时候同时进行其中的两者。如表 1 所示，这三种方法都有其优势和局限。

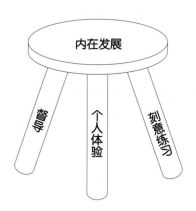

图 4 内在发展的三腿凳

表1　内在发展方法的优势与局限

类别	优势	局限
治疗师的个人体验	•个人体验针对受训者的个人缺陷和具体能力阈限，有非常个人化的聚焦。 •治疗师提供支持、鼓励和安慰。 •治疗提供一个安全的空间，没有等级和评价。 •治疗形成一个安全的环境，去探索羞愧和尴尬。	•个人体验可能无法帮助受训者发展其内在技能和心理体能，来促使他们对某些来访者更有效能。
督导或顾问指导	•督导师可以帮助受训者识别临床问题和他们看不见的能力极限。 •督导师可以帮助受训者制定刻意练习和训练。	•督导是非自愿的、有等级的、评估性的。为了让受训者感到安心，需要很小心地维护边界。和顾问或教练一起练习时，也会有类似的局限。 •受训者可能不想在督导师面前暴露他们的羞耻或尴尬情绪。
刻意练习	•如果自己或者和同伴一起进行刻意练习，那将不会产生费用。 •刻意练习完全聚焦于特定的能力和技能。 •刻意练习培养自信、耐力和心理弹性。 •单独进行的刻意练习可以为受训者提供最高级别的隐私保护。	•和督导、个人体验相比，刻意练习需要更多的努力、注意力和意志力。受训者可能明显感到刻意练习更难。 •和其他很多领域不同，刻意练习到目前为止还没有被整合进心理健康领域的训练中，或者获得普遍的支持。

如何选择个人发展方式？

我发现了一些有用的信号，它们告诉我什么时候我需要更多地重视督导、顾问指导，或是个人体验，又或是刻意练习。

以下信号告诉我，什么时候应该获得更多督导或顾问指导：

- 当我对一个临床问题感到困惑的时候，比如为什么来访者停滞不前、症状恶化或脱落了。

- 当我在理解个案概念化、治疗模型或心理健康研究方面需要帮助的时候。

- 当我在其他专业问题上需要帮助的时候，比如伦理问题或服务管理（如转介、财务）。

以下信号告诉我，什么时候需要更多强调我的个人体验：

- 当我出现普遍性的症状（例如，焦虑、情绪波动），它们影响到我的生活满意度或效率，包括我的工作的时候。

- 当我对我自己或我的工作长期持一种总体上消极或悲观的态度的时候。

- 当我开始疏远身边的人的时候。

以下信号告诉我，什么时候应该强调做更多的刻意练习：

- 当我在使用某个特定的治疗技术或一组技术（例如，和有矛盾心理的来访者工作）遇到阻碍或困境的时候。

- 当我注意到我的心理体能的局限正在阻碍我帮助来访者的时候（例如，我出现比通常更多的回避反应）。

- 当我和来访者的工作出现了问题，但督导或顾问指导或我自己的个人体验都不足以帮我解决问题的时候。

请记住，这些都是我的个人经验，可能都不适合你。你的信号也许和我的类似，也许完全不同。

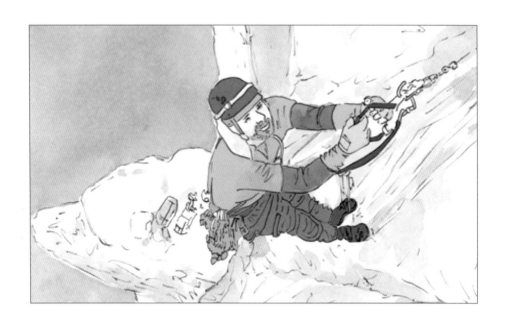

第十六章

展　望

感谢你尝试使用这本手册。我很荣幸可以参与到你的个人发展和职业发展中来。

这本手册的目标是（a）介绍心理体能这个概念；（b）提供刻意练习训练，这样你就可以尝试培养自己的心理体能。希望这本手册已经成功达到了这些目标。

在更广泛的层面上，我也希望心理健康领域能够向前迈进，将刻意练习纳入临床培训计划和专业发展课程中。如果所有相关人士和单位可以通力合作，那么刻意练习将是最有效的。这包括利益相关者、临床督导师、教员、机构、研究人员、专业协会、监管机构、研究生培训项目中的受训者、提供服务的治疗师们，等等。以下是我们后续可以采取的重要步骤：

- 临床督导师可以针对他们各自所使用的心理治疗模式，制定刻意练习训练。
- 临床教员可以试着将刻意练习融入他们的课程中。
- 机构可以为受训人员和临床治疗师提供支持，让他们参与到刻意练习中（例如，提供时间和资金）。
- 研究人员可以设计研究，以找到最有效的刻意练习方法。
- 专业协会可以制定指导方针，确保受训者在进行刻意练习时的隐私和边界得到保护，尤其是当他们聚焦于心理体能的练习时。
- 执照委员会和监管机构可以通过对刻意练习授予继续教育学分，鼓励更有效的专业发展。
- 最重要的是，受训者和治疗师可以针对刻意练习进行试验，找到哪些是有效的练习、哪些是无效的练习。

多样性带来有效性

我也希望来自更广范围内的、具有多样性的独立研究人员和临床治疗师，参与到对刻意练习方法的发展和研究中来。我们的领域有一个不幸的历史，即某个临床治疗模式被发展成为一个或几个领导者的小王国。这种"大师"模式可能导致徒劳的地盘争夺战，阻碍创新。为了使刻意练习最为有效，它绝不能仅仅被某个特定的治疗模型或群体所专属。多元化的参与者和思想将引领我们朝向更高的临床效能发展。

保持联系

我很欢迎你能就本手册的内容给我反馈，无论你是受训者、治疗师、督导师或其他专业人员。手册中的训练都是从全世界的受训者、督导师和教员那里获得广泛反馈的结果。你的反馈可以进一步发展和提高刻意练习这种训练方法。

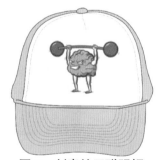

图 5　刻意练习聪明帽

作为奖励，我会给任何一位发邮件给我，回答以下问题的反馈者，免费提供一顶刻意练习聪明帽（如图 5）：

- 你用了哪几个练习？试了多少次？花了多少时间？
- 你做这些练习的总体感觉如何？
- 是否有任何练习让你觉得特别有帮助或没有帮助？为什么？
- 对如何使这些练习更有效，你有什么建议吗？
- 你发现什么样的视频刺激对你的刻意练习最有效？

- 你是否能够在进行刻意练习时保持适当的隐私和边界，尤其是在你作为受训者的时候？

- 你有没有找到任何有效策略，来缓解你在刻意练习中产生的羞耻和尴尬情绪？

- 你是如何评估你的刻意练习的有效性的？

- 你还有其他意见、想法或建议吗？

- 请写上你的姓名和邮寄地址，这样我就可以给你寄一顶聪明帽。

请将反馈发送到 trousmaniere@gmail.com，谢谢你！

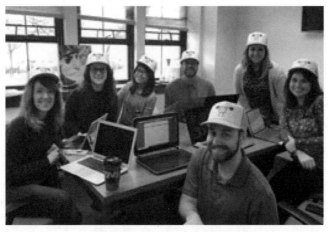

密西根州立大学刻意练习班

（从左到右）分别是：詹妮弗·范博塞尔（Jennifer VanBoxel）、摩根·佩特约翰（Morgan PettyJohn）、曾志芳（Chi-Fang Tseng，音译）、阿德里安·布鲁（Adrian Blow，教员）、帕特里夏·胡尔塔（Patricia Huerta）、黛布·米勒（Deb Miller）和蒂姆·韦尔奇（Tim Welch，前排）

人类发展与家庭研究系（Department of Human Development and Family Studies）

伴侣家庭治疗项目（Couple and Family Therapy Program）

密歇根州立大学（Michigan State University）

第五部分

资　源

　　手册的这一部分提供刻意练习的三个资源:《刻意练习记录表》《定制刻意练习表》,以及推荐的视频范例。你可以在练习时免费复印使用这两个表格,也可以扫描本书勒口处的二维码下载这两个表格。

附 录 A

刻意练习记录表

该附录是《刻意练习记录表》，你会在练习 1～6 中使用到。你可以免费复印用于练习。

刻意练习记录表

姓名：＿＿＿＿＿＿＿＿

日期：＿＿＿＿＿＿＿＿

练习：＿＿＿＿＿＿＿＿

视频刺激：＿＿＿＿＿＿

记录：＿＿＿＿＿＿＿＿

#1：你和你的内在体验有什么关系？

完全在当下			完全疏远了

#2：练习的时候挑战程度如何？

0	1	2	3	4	5	6	7	8	9	10

太容易　　　　　　适中　　　　　　太难

#3：练习的时候你有什么反应？把它们圈出来

	适中的挑战	太难的挑战
想法和情绪	焦虑；挫折；烦恼；恼怒；失望；可控制的自我评价、羞耻、尴尬、自我怀疑；可管理的愤怒、悲伤、内疚、渴望	绝望、无助；严重的自我评价、羞耻、自我怀疑；极度愤怒、悲伤、内疚、渴望
身体反应	身体紧张、叹息、咬紧牙关、握紧拳头、战战兢兢、浅呼吸/屏气、口干、心率加快	偏头痛、头晕、思维模糊、腹泻、便秘、恶心、反胃
冲动	移开视线、退缩、转移注意力	关视频、放弃

附 录 B

定制刻意练习表

本附录是《定制刻意练习表》，你会在练习 6 中使用到。你可以在练习时免费复印使用。

定制刻意练习表

姓名：_____   日期：_____

	视频刺激物	练习	难度	反应
第一遍 （3～5分钟）				
第二遍 （3～5分钟）				
第三遍 （3～5分钟）				
第四遍 （3～5分钟）				
第五遍 （3～5分钟）				

附 录 C

视频范例

以下 YouTube 上的视频*可以用作刻意练习的刺激物。视频分为适中、困难和冷却视频三种。选择视频刺激是非常个人化的；你会发现这些视频也许能，也许不能激发你的情绪。

---

* 如需这些视频范例，请联系"万千心理"编辑部（联系电话：010-65181109），或者扫描关注封底"万千心理"微信公众号并输入关键词"刻意练习"获取。——译者注

适中的视频刺激

- 焦虑视频

- 抑郁视频

- 《心灵捕手》（*Good Will Hunting*），"这不是你的错"（It's not your fault）一幕

- 《海啸奇迹》（*The Impossile*），重聚的一幕

- 《狐狸猎手》（*Foxcatcher*），愤怒的一幕

- 《灵魂冲浪人》（*Soul Surfer*），预告片

- 《狮子王》（*The Lion King*），木法沙之死

- 《指环王》（*The Lord of the Rings*），法拉米尔祭祀

- 《海洋奇缘》（*Moana*），"我们知道路"（We know the Way）一幕

- 《X 战警》（*X-Men*），开场

- 《茶煲表哥》（*The Fresh Prince of Bel-Ail*），争吵的一幕

- 《大脚哈利》（*Harry and the Hendersons*），离开的一幕

困难和非常困难的视频刺激

- 《边缘日记》（*Basketball Diaries*），成瘾的一幕

- 《时时刻刻》（*The Hours*），自杀的一幕

- 《独奏者》（*The Soloist*），精神分裂症一幕

- 《月光男孩》（*Moonlight*），成瘾的一幕

- 《革命之路》（*Revolutionary Road*），争吵的一幕

- 《闪灵》（*The Shining*），倒写的"凶手"一幕

- 《辛德勒名单》（*Schindler's List*），红衣女孩的一幕

冷却视频刺激

- 《海洋奇缘》（*Moana*），"我要走多远"（How Far I'll Go）一幕
- A-HA，"接受我"（Take On Me）音乐视频
- 凯迪·佩里（Katy Perry），"咆哮"（Roar）音乐视频
- Run-DMC，"走这边"（Walk This Way）音乐视频

参考文献

Abbass, A. (2015). *Reaching through resistance: Advanced psychotherapy techniques.* Kansas City, MO: Seven Leaves Press.

Ackerman, P. L. (2014). Nonsense, common sense, and science of expert performance: Talent and individual differences. *Intelligence, 45,* 6–17. doi:10.1016/j.intell.2013.04.009

Anderson, T., Ogles, B. M., Patterson, C. L., Lambert, M. J., & Vermeersch, D. A. (2009). Therapist effects: Facilitative interpersonal skills as a predictor of therapist success. *Journal of Clinical Psychology, 65,* 755–768.

Bohart, A. C., & Wade, A. G. (2013). The client in psychotherapy. In M. J. Lambert (Ed.), *Bergin and Garfield's handbook of psychotherapy and behavior change* (5th ed., pp. 219–257). New York, NY: Wiley.

Bordin, E. S. (1979). The generalizability of the psychoanalytic concept of the working alliance. *Psychotherapy: Theory, Research and Practice, 16*(3), 252–260.

Boswell, J. F., & Castonguay, L. G. (2007). Psychotherapy training: Suggestions for core ingredients and future research. *Psychotherapy: Theory, Research, Practice, Training, 44*(4), 378–383. doi:10.1037/0033-3204.44.4.378

Campitelli, G., & Gobet, F. (2011). Deliberate practice: Necessary but not sufficient. *Current Directions in Psychological Science, 20*(5), 280–285. doi:10.1177/0963721411421922

Chow, D. L., Miller, S. D., Seidel, J. A., Kane, R. T., Thornton, J. A., & Andrews, W. P. (2015). The role of deliberate practice in the development of highly effective psychotherapists. *Psychotherapy, 52*(3), 337–345.

Elliott, R., Bohart, A. C., Watson, J. C., & Greenberg, L. S. (2011). Empathy. *Psychotherapy, 48,* 43–49.

Ellis, M. V., Berger, L., Hanus, A. E., Ayala, E. E., Swords, B. A., & Siembor, M. (2014). Inadequate and harmful clinical supervision: Testing a revised framework and assessing occurrence. *The Counseling Psychologist, 42,* 434–472. doi:10.1177/ 0011000013508656

Ericsson, K. A. (2004). Deliberate practice and the acquisition and maintenance in medicine and related domains: Invited address. *Academic Medicine, 79,* S70–S81.

Ericsson, K. A., Krampe, R. T., & Tesch-Römer, C. (1993). The role of deliberate practice in the acquisition of expert performance. *Psychological Review, 100*(3), 363–406.

Ericsson, K. A., & Pool, R. (2016). *Peak: Secrets from the new science of expertise.* New York, NY: Houghton Mifflin Harcourt.

Eubanks-Carter, C., Muran, J. C., & Safran, J. D. (2015). Alliance-focused training. *Psychotherapy, 52*(2), 169–173.

Frankl, V. (1988). *The will to meaning: Foundations and applications of logotherapy.* New York, NY: New American Library.

Frederickson, J. (2013). *Co-creating change: Effective dynamic therapy techniques.* Kansas City, MO: Seven Leaves Press.

Frederickson, J. (2017). *The lies we tell ourselves: How to face the truth, accept yourself, and create a better life.* Kansas City, MO: Seven Leaves Press.

Freud, S. (1958). The future prospects of psychoanalytic psychotherapy. In J. Strachey (Ed. & Trans.), *The standard edition of the complete psychological works of Sigmund Freud* (Vol. 11, pp. 141–151). London, England: Hogarth Press. (Original work published 1910)

Geller, J., Norcross, J., & Orlinksy, D. (2005). *The psychotherapist's own psychotherapy: Patient and clinician perspectives.* New York, NY: Oxford University Press.

Goldberg, S. B., Rousmaniere, T. G., Miller, S. D., Whipple, J., Nielsen, S. L., Hoyt, W. T., & Wampold, B. E. (2016). Do psychotherapists improve with time and experience? A longitudinal analysis of outcomes in a clinical setting. *Journal of Counseling Psychology, 63,* 1–11. doi:10.1037/cou0000131

Greenberg, L. S. (2010). *Emotion-focused therapy.* Washington, DC: American Psychology Association Press.

Hambrick, D. Z., Oswald, F. L., Altmann, E. M., Meinz, E. J., Gobet, F., & Campitelli, G. (2014). Deliberate practice: Is that all it takes to become an expert? *Intelligence, 45,* 34–45. doi:10.1016/j.intell.2013.04.001

Hatcher, R. L. (2015). Interpersonal competencies: Responsiveness, technique, and training in psychotherapy. *American Psychologist, 70*(8), 747–757. doi:10.1037/a0039803

Hayes, S. C., Follette, V. M., & Linehan, M. M. (Eds.). (2004). *Mindfulness and acceptance: Expanding the cognitive behavioral tradition.* New York, NY: Guilford Press.

Hembree, E. A., Rauch, S. A. M., & Foa, E. B. (2003). Beyond the manual: The insider's guide to prolonged exposure therapy for PTSD. *Cognitive and Behavioral Practice, 10*(1), 22–30.

Hill, C. E., Kivlighan, D. M. III, Rousmaniere, T., Kivlighan D. M. Jr., Gerstenblith, J., & Hillman, J. (2018). *Deliberate practice: Effects on doctoral student therapists and clients.* Manuscript in preparation.

Kenny, D. T. (2014). *From id to intersubjectivity.* New York, NY: Karnac.

Kivlighan, D. M. III, Adams, M. C., Obrecht, A., & Rousmaniere, T. (2018).

Examining trainees' experiences of deliberate practice for enhancing psychological capacity within a clinical practicum course. Manuscript in preparation.

Kline, K. V., Lu, Y., Brady, J. L., Keum, B. T., & Ireland, G. (2018). *Deliberate practice for countertransference management: Experiences of therapist trainees.* Manuscript submitted for publication.

Ladany, N., Hill, C. E., Corbett, M. M., & Nutt, E. A. (1996). Nature, extent, and importance of what psychotherapy trainees do not disclose to their supervisors. *Journal of Counseling Psychology, 43*(1), 10–24.

Lee, M. J. (2016). On patient safety: When are we too old to operate? *Clinical Orthopaedics and Related Research, 474*(4), 895–898.

Lyon, A. R., Lewis, C. C., Boyd, M. R., Hendrix, E., & Liu, F. (2016). Capabilities and characteristics of digital measurement feedback systems: Results from a comprehensive review. *Administration and Policy in Mental Health and Mental Health Services Research, 43,* 441–466. doi:10.1007/s10488-016-0719-4

McGaghie, W. C., Issenberg, S. B., Barsuk, J. H., & Wayne, D. B. (2014). A critical review of simulation-based mastery learning with translational outcomes. *Medical Education, 48*(4), 375–385.

McLeod, J. (2017). Qualitative methods for routine outcome measurement. In T. G. Rousmaniere, R. Goodyear, D. D. Miller, & B. E. Wampold (Eds.), *The cycle of excellence: Using deliberate practice to improve supervision and training.* London, England: Wiley.

Mehr, K. E., Ladany, N., & Caskie, G. I. L. (2010). Trainee nondisclosure in supervision: What are they not telling you? *Counselling and Psychotherapy Research, 10*(2), 103–113. doi:10.1080/14733141003712301

Norcross, J. C. (2011). *Psychotherapy relationships that work: Evidence-based responsiveness* (2nd ed.). Oxford, England: Oxford University Press.

Norcross, J. C., & Guy, J. D. (2005). The prevalence and parameters of personal therapy in the United States. In J. D. Geller, J. C. Norcross, & D. E. Orlinsky (Eds.), *The psychotherapist's own psychotherapy: Patient and clinician perspectives* (pp. 165–176). New York, NY: Oxford University Press.

Orlinsky, D. E., & Ronnestad, M. H. (2005). *How psychotherapists develop.* Washington, DC: American Psychological Association.

Owen, J., & Hilsenroth, M. J. (2014). Treatment adherence: The importance of therapist flexibility in relation to therapy outcomes. *Journal of Counseling Psychology, 61*(2), 280–288.

Perls, F. (1973). *The gestalt approach and eye witness to therapy.* New York, NY: Science and Behavior Books.

Rogers, C. (1961). *On becoming a person.* London, England: Constable.

Rousmaniere, T. G. (2016). *Deliberate practice for psychotherapists.* New York, NY: Routledge.

Rousmaniere, T. G., & Ellis, M. V. (2013). Developing the construct and measure of collaborative clinical supervision: The supervisee's perspective. *Training and Education in Professional Psychology, 7,* 300–308. doi:10.1037/a0033796

Rousmaniere, T. G., Goodyear, R., Miller, S. D., & Wampold, B. (Eds.). (2017). *The cycle of excellence: Using deliberate practice to improve supervision and training.* London, England: Wiley.

Scherr, S. R., Herbert, J. D., & Forman, E. M. (2015). The role of therapist experiential avoidance in predicting therapist preference for exposure treatment for OCD. *Journal of Contextual Behavioral Science, 4*(1), 21–29.

Taylor, J. M., & Neimeyer, G. J. (2017). Lifelong professional improvement: The evolution of continuing education. In Rousmaniere, T. G., Goodyear, R., Miller, S. D., & Wampold, B. (Eds.), *The cycle of excellence: Using deliberate practice to improve supervision and training* (pp. 219–248). London, England: Wiley.

Vygotsky, L. S. (1978). *Mind in society: The development of higher psychological processes.* Cambridge, MA: Harvard University Press.

Wampold, B. E., & Imel, Z. (2015). *The great psychotherapy debate: The evidence for what makes psychotherapy work* (2nd ed.). New York, NY: Routledge.

Yalom, I. D. (1980). *Existential psychotherapy.* New York, NY: Basic Books.